クラシエさん、教えてください！

体と心を整える すこやか 漢方・薬膳生活

クラシエ薬品株式会社 監修

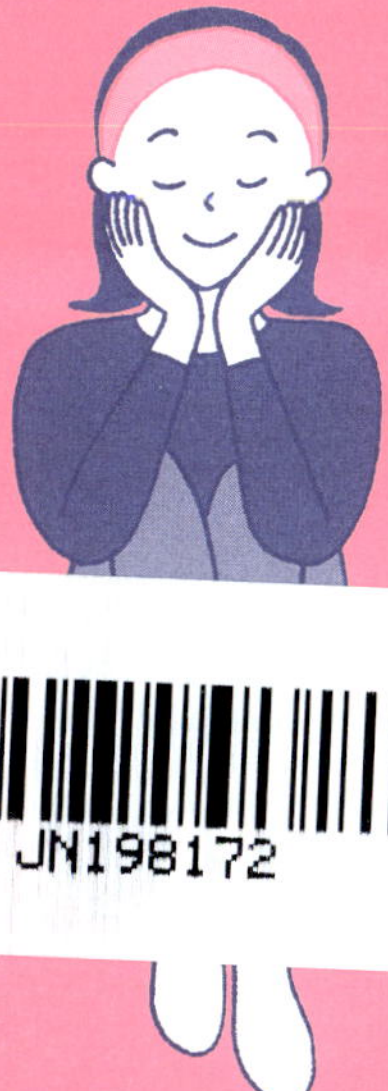

宝島社

漢方の基礎知識を学んで、もっとすこやかに美しい人生を

漢方を楽しく理解していくためには、基礎理論が一番大切です。基礎を理解しておかないと、それぞれの人の体質や体調に合わせた漢方薬を選ぶのが難しくなってしまいます。**陰陽・五行・気血水などのつながりを頭に入れて、どうやってカラダの状態を診ているのかが理解できると漢方をもっとおもしろく感じてもらえると思います。**基礎理論から勉強したいという方は、ぜひ、ＰＡＲＴ１の**漢方の基礎知識**から読んでいただき、漢方の考え方を学習してみてください。

また、普段の生活で感じているお悩みから漢方を学びたいという方は、ご自身の症状に対応する箇所から読んでみてください。

せっかくの機会なので、「漢方薬は長く飲み続けないと効かないの？」という、よくある質問にも回答したいと思います。

結論からいうと、**即効性のある漢方薬もありますし、カラダを改善するために時間のかかる漢方薬もあります。**人は、年をとるごとにどんどんカラダは衰えていきます。例えば、

足腰が痛い、だるい、耳鳴りがするなどの症状は、漢方では腎の衰えを意味します。これを腎虚《じんきょ》といい、腎の機能が劣っている状態をあらわします。これらの症状に、痛み止めなどの対症療法をとったとしても、また同じ症状が出てしまいます。そこで利用されるのが漢方による治療です。

漢方の基礎知識14「本治と標治」（P42）でも紹介しますが、漢方には標治《ひょうち》と本治《ほんち》という考え方があります。標治とは、元となった病気が原因で、新たにあらわれた症状を治療することであり、本治とは病気の根本を治療することです。先に述べた足腰が痛い、だるい、耳鳴りの症状を治療するのが標治。腎虚という老化現象を軽減するのが本治になります。一般的には本治は標治に比べて、時間がかかることが多く、標治のほうが、漢方薬を服用する期間が短い傾向にあります。

さて、漢方の基礎知識の中で、特に重要なのは、**漢方の基礎知識2「陰陽」**（P14）、**3「五行」**（P16）、**4「気血水」**（P20）です。これらのコンテンツは順番に読んでいただくことに意味があります。「五行」の中の五行色体表が読めると、その季節に起こりやすい症状や養生法が理解できるようになります。その次に「気血水」が理解できると現在の自分のカラダの状態をよりよく知ることができるようになります。

ここを理解すれば、**5「五臓」**（P22）、**6「六腑」**（P26）、**7「病因・病機①六淫・七情」**（P28）、**8「病因・病機②疾病の発生メカニズム」**（P30）がスムーズに理解できるようになります。

特に、この中で**一番知っていただきたいのは「五行」のお話**です。五行色体表（P19）の五季の春の行を縦に見ると、例えば春は何に注意して過ごせばいいのか？ということが書かれています。春は、自律神経や目と関係のある五臓の「肝」の働きが乱れやすい時期です。怒りやすくなったり、目のトラブルがあらわれやすくなったりしますので、リラックスを心がけ、運動するなどしてメンタルをケアし、長時間に渡るパソコンやスマホ、ゲームなどでの目の酷使を避けて、目を休めることが大切だとわかります。

もしかしたら、本書を読んでくださっている方の中には、自分にはどの漢方薬が合っているのかわからない……と思っている方もいるかもしれません。まずは、**漢方の基礎知識**を読んで、自分のカラダが今どんな体質で、どんな状態なのかをイメージしていくのが大事だと思っています。

最初は難しく感じるかもしれませんが、読めば読むほど意味が理解できるようになります。 1回読んで終わりではなく、ブックマークをして何度も読んでもらいたいコンテンツです。

現在、自分自身のカラダに責任を持ち、軽度なカラダの不調は自分で手当てするセルフメディケーションが推進されています。漢方の知恵を学ぶことにより、みなさんが今よりももっと健康で楽しい生活が送れるようになることを願っています。

CONTENTS

カラダの部位別 見逃せない不調のサイン

PART 2
春のすこやか漢方・薬膳生活

PART 3
夏のすこやか漢方・薬膳生活

PART 4 秋のすこやか漢方・薬膳生活

PART 5
冬のすこやか漢方・薬膳生活

PART

1

漢方の基礎知識

漢方の基礎知識は、最初は難しく感じるかもしれませんが、読めば読むほど意味が理解できるようになります。ぜひ何度も読んでいただきたいコンテンツです。

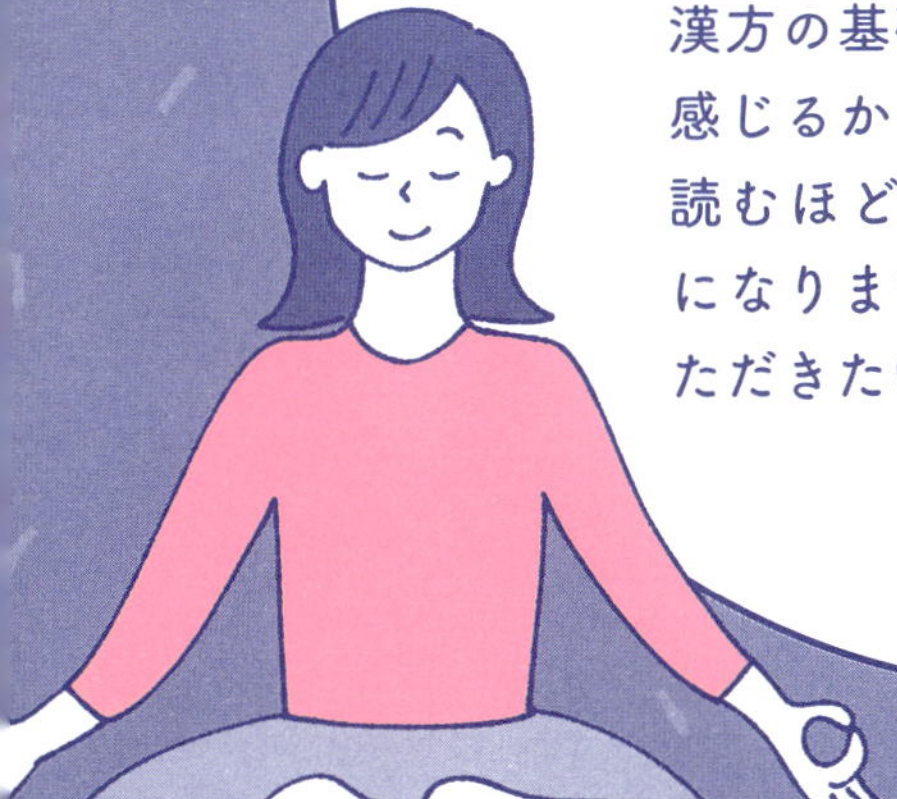

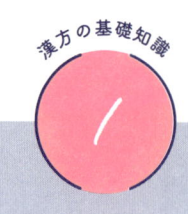

東洋医学と西洋医学の違い

東洋医学では、個々の体質を重視。得意分野は未病の治療

西洋医学では、異常な検査値や原因となる病原菌など、カラダの一部の異常な変化を重視します。

その異常な変化に対して、局所的に治療を行うため、そのときに起こっている病気や症状に対処するスピードは比較的速いことが多く、結果も目に見えやすいのが特徴です。病院では、医師が診察を行い、患者さんから現在起こっている症状などを聞き出します。その後、血液検査やエックス線検査で得られたデータなどと合わせて総合的に判断し、病名を決め、エビデンスに基づき治療を行います。

ただ、**西洋医学は病名をつけられなければ、治療が難しくなる場合があります。そのため自覚症状はあるけれど検査では異常がないといった「未病」の段階での治療は不得意といえるでしょう。**

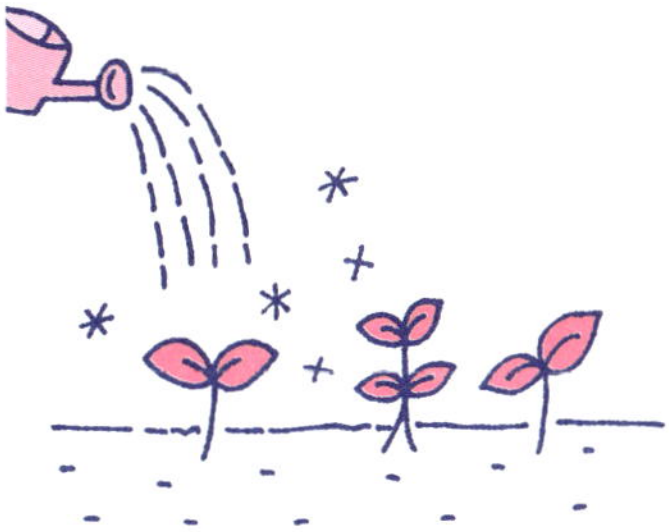

東洋医学では、カラダ全体を観察し、個々の体質に合わせた治療を行うことを重視しています。

東洋医学では、カラダ全体を観察し、個々の体質に合わせた治療を行うことを重視しています。体質を判断するには漢方の「四診《ししん》」という方法を用います。四診とは、顔の色・皮膚のツヤ、動作などを目で見る「望診《ぼうしん》」、声の大きさ・咳《せき》などの音を耳で聞いたり、分泌物・排泄物のにおいを確認する「聞診《ぶんしん》」、痛みや便の状態・過去の病歴などの話を聞く「問診《もんしん》」、脈やお腹などのカラダに触れる「切診《せっしん》」を使った診断方法です。

四診を行うことで、同じ症状・病気であっても、体質や状態の違いが明確になりますので、それに見合った薬や治療法を提供することができます。

一方で東洋医学は、外科などの処置や救急など一刻を争うような治療は苦手です。また、東洋医学は長い歴史で積み重ねた経験則に基づき診断や治療を行っていますので、西洋医学のように、研究結果などのエビデンスを見つけ出すのが難しい場合があります。

このように東洋医学と西洋医学には、それぞれ得意分野と不得意分野がありますので、目的に合わせて治療方法を選択する必要があります。病気と診断される前の未病の段階で治したいときや、体質に合わせて不調を改善したい場合などには東洋医学を取り入れてみるといいでしょう。**まずは自分の体質を知ることが大切です。**

陰陽

カラダの「陰」と「陽」は、ほどほどのバランスが大切

中国の古代哲学には陰陽五行学説というものがあります。陰陽学説と五行学説が結びついてできたものです。

陰陽学説は、**地球上にあるすべてのものには「陰」と「陽」があると考え、人間のカラダの状態や治療または養生にも利用されるもの**です。例えば、季節で考えると、春から夏にかけては「陽」に向かっていきますが、秋から冬にかけては「陰」に向かっていきます。

人も「陰陽」に分けることができます。古くは四足歩行であったことをもとに定義されているのですが、お腹は影になるため「陰」に、背中は太陽の光が当たるため「陽」になります。このように、「陰と陽」がうまくバランスを保って共存することによって健康を維持しています。

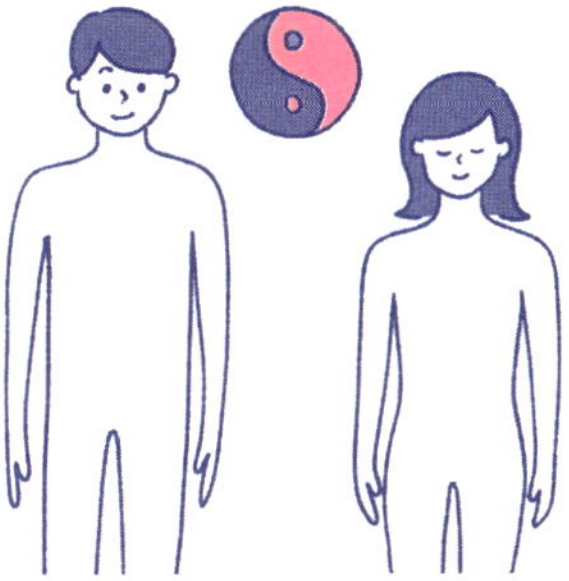

男女で考えると、**男性が「陽」で女性が「陰」**にあたります。男性と女性がいなければ新しい命を生み出すことができません。「陰と陽」は人間が生きていくためには大切な要素なのです。

陽	男	昼	上	春夏	火	外	明	日
陰	女	夜	下	秋冬	水	内	暗	月

陰陽学説で考える「陰と陽」は常に強くなったり弱くなったりしながらバランスを保っています。例えば、「陰」が強くなったら「陽」が「陰」を抑え、逆に「陽」が強くなったら「陰」が「陽」を抑えます。陰には静という考えがあり、寒い・暗い・冷たいといったイメージ、陽には動という考えがあり、暑い・明るい・熱いといったイメージがあります。決して「陽」が良いもので「陰」が悪いものではなく、「陰と陽」はお互いに対立するもので切り離すことができません。よって、**「陰」がなければ、「陽」も存在しない**のです。

例えば、一日で考えると**太陽が出ている間は「陽」になるので積極的に行動し、太陽が沈み暗くなると「陰」になるので、睡眠に備えてカラダを休めるといった考え**があります。お昼まで寝ていたり、夜遅くまで起きていたりすると、カラダがだるくなったり不調になったりします。この状態は「陰陽」のバランスが悪くなっているからだと考えられます。健康な人は、「陰陽」のバランスが良く、病気になりにくい状態を維持できます。一方、病気になる人は、「陰陽」のバランスが崩れており、病気になりやすいと考えます。

漢方には「中庸《ちゅうよう》」という、過不足なくほどほどにという考えがあります。なにごともその人にとってちょうどよい状態を保つことが大切です。

五行

五行学説＝「木」「火」「土」「金」「水」の5つの要素から成り立つと考える思想

五行学説とは、地球にあるあらゆるものは、「木《もく》」「火《か》」「土《ど》」「金《こん》」「水《すい》」の5つの要素から成り立っていると考える思想のことをいいます。東洋医学は五行学説の考えをもとに、カラダの状態や治療、養生法を取り入れています。

五行学説にはさまざまな切り口があります。例えば、季節は「五季」として、季節ごとの自然の外気は「五気」として分類しています。五季と五気を組み合わせると、春は風、夏は暑、長夏（梅雨）は湿、秋は燥、冬は寒となります。

19ページで紹介する五行色体表とは、季節・地理・植物など自然界に起こる現象と人間のカラダに起こる状態や治療などを分類してまとめたものです。

まずは、五行学説の基本となる「木」「火」「土」「金」「水」から説明をします。

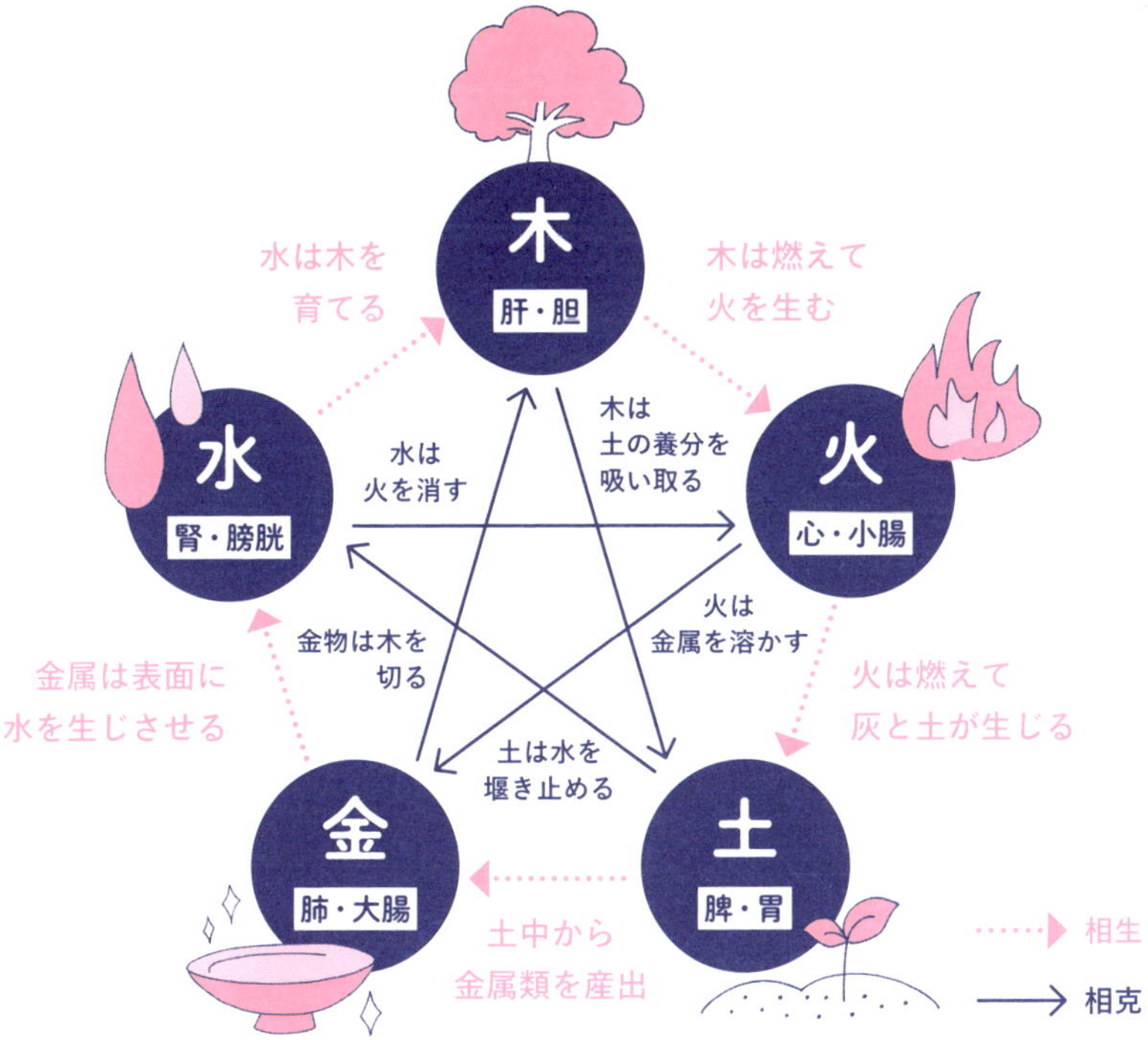
木
肝・胆
火
心・小腸
土
脾・胃
金
肺・大腸
水
腎・膀胱
水は木を
育てる
木は燃えて
火を生む
火は燃えて
灰と土が生じる
土中から
金属類を産出
金属は表面に
水を生じさせる
木は
土の養分を
吸い取る
火は
金属を溶かす
土は水を
堰き止める
金物は木を
切る
水は
火を消す
相生
相克

相生《そうせい》

相生は赤矢印の部分で、次の物事を促進し、助け、補う働きのことをいいます。

相克《そうこく》

相克は図にある黒の矢印の部分で、物事の成長や機能に対して抑制する働きのことをいいます。

五行では、「木」「火」「土」「金」「水」の**5つの要素が、お互いに助け合ったり、抑制したりすることによってバランスを保っています。**それぞれに特徴があり、人間のカラダにある五臓に当てはめることもできます。五臓では、肝は木、心は火、脾《ひ》は土、肺は金、腎は水とつながっています。まずは特性を理解していきましょう。わたしたちのカラダの状態や治療などと深い関わりのある「五臓」については、別のページ（P22～）でくわしく説明をしていきます。

五行の基本となる「木」「火」「土」「金」「水」はお互いにどのような関係があるかを知っておくことも大切です。

五行色体表とは、四季や気候など自然界に起こる現象や、人の臓器や感情などさまざまな異なるものを、5つに分類してまとめた表です。

五行色体表では、わたしたちを取り巻く世界を五行に分けて判断しています。例えば、「木」「火」「土」「金」「水」と五季（春・夏・長夏・秋・冬）、人間の五臓（肝・心・脾・肺・腎）、五志（怒・喜・思・悲・恐）、五体（筋・脈・肉・皮毛・骨）を関連付けています。

五季を中心に考えると、「春」は異動や転勤など新しい環境下で生活が始まることも多く、ストレスを受けて、五臓の「肝」に影響を与えやすい季節と考えられています。「木」の性質である、のびのびと成長し気血を巡らせるという特徴を妨げ、「怒り」やすくなったり、「筋肉」がピクピク引きつる症状が出やすくなります。

また、五気によると「風」の影響を受けやすい季節なので、めまいや皮膚のかゆみなどのトラブルが出やすくなります。五官によると「目」に症状があらわれやすく、目が疲れたり、視力が落ちたりすることもあります。このような時には、ストレスに効果のあるレモンやみかんなど、五味の「酸味」の食材を適度に摂取すると良いでしょう。

このように、五行色体表を用いて、その季節に起こりやすい症状や養生法などを説明することができます。五行色体表の見方を理解することは、わたしたちが季節をすこやかに過ごすヒントとなるのです。

五行色体表

五行		木	火	土	金	水
自然界	五味	酸	苦	甘	辛	鹹
	五方	東	南	中	西	北
	五色	青	赤	黄	白	黒
	五化	生	長	化	収	蔵
	五気	風	暑	湿	燥	寒
	五季	春	夏	長夏	秋	冬
人体	五臓	肝	心	脾	肺	腎
	五腑	胆	小腸	胃	大腸	膀胱
	五官	目	舌	口	鼻	耳
	五声	呼	笑	歌	哭	呻
	五体	筋	脈	肉	皮毛	骨
	五志	怒	喜	思	悲	恐

五行色体表とは、四季や気候など自然界に起こる現象や、人の臓器や感情などさまざまな異なるものを、5つに分類してまとめた表です。

気血水

人のカラダを構成する要素は「気・血・水」だと考えるのが漢方の基本

東洋医学では、人のカラダを構成する基本的な要素は気・血・水だと考えています。**気はエネルギー、血はカラダの中を流れる赤い液体（≒血液）、水はカラダの中を潤す血以外の液体を指しています。いずれかの成分が不足したり、停滞したりして、この3つの要素のバランスが崩れるとカラダに不調が起きると考えています。**

「気《き》」とは生きるために必要なエネルギーのこと。東洋医学で考える「気」は人間が生きていく上でとても大切な要素のひとつと考えられています。**「気」は不足するとエネルギー不足になるため、カラダが疲れやすくなったりやる気が起こらなくなったりします。**気が滞ると、イライラしたり、ため息をよくつくようになったりします。

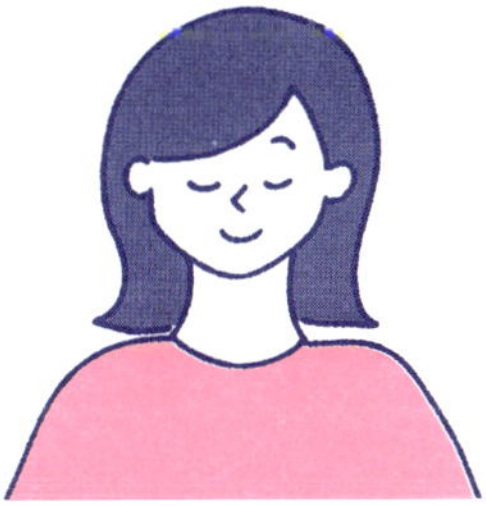

人は、ひとりひとり体質が異なるため、改善する方法はひとつではありません。すこやかな人生を送るために、体質の偏りを改善することを意識してみましょう。

「血《けつ》」とは血液を含めた栄養素のこと。東洋医学で考える「血」はカラダの中を流れる赤い液体のことで、西洋医学でいう血液を含む栄養物質を指しています。**「血」には精神活動を充実させ、カラダを潤す働きがあります（運び手は「気」）。養う役割は「血」）。「血」が不足すると栄養不足になったり、乾燥肌になったり、目が疲れやすくなったり、髪の毛が抜けやすく、細くなったりします。「血」の流れが滞ると肩こりや腰痛が起きたり、シミやあざができやすくなります。**

「水《すい》」とはカラダを潤す、あらゆる体液のこと。東洋医学で考える「水」は体内すべての生理的な水液の総称で、唾液・汗・リンパ液、尿、涙液、消化液などの水分のことを指しています。カラダの中の「水」**が不足すると、乾燥するため、喉が渇いたり、肌荒れが起きたり、便秘になったりすることもあります。逆にカラダの中の「水」の流れが滞ると、むくんだり、下痢を起こしたり、鼻水が出たりすることもあります。**

気血水の物差しによる6つの体質タイプを診断できる「クラシエの漢方診断」（P50）も参考に、自分の状態をチェックしてみましょう。

漢方の基礎知識
5

五臓

「五臓」とは肝《かん》・心《しん》・脾《ひ》・肺《はい》・腎《じん》の5つ。西洋医学で考える臓器とは違う

五行学説の中には、「五臓《ごぞう》」という考えがあり、「五臓」は肝《かん》・心《しん》・脾《ひ》・肺《はい》・腎《じん》の5つの臓腑《ぞうふ》のことを指します。

ただし**「五臓」は、西洋医学で考える臓器と同じ役割ではありません。**例えば、肝は肝臓という意味ではなく、自律神経を調節したり、血《けつ》を貯蔵したりする臓器のことをあらわします。

漢方の言葉は少し難しいイメージがありますが、ひとつひとつの意味が少しずつ理解できると、体調を整えるには何が必要なのかを理解できるようになります。

それでは、肝・心・脾・肺・腎の順番に「五臓」の役割を見て、理解をすすめていきましょう。

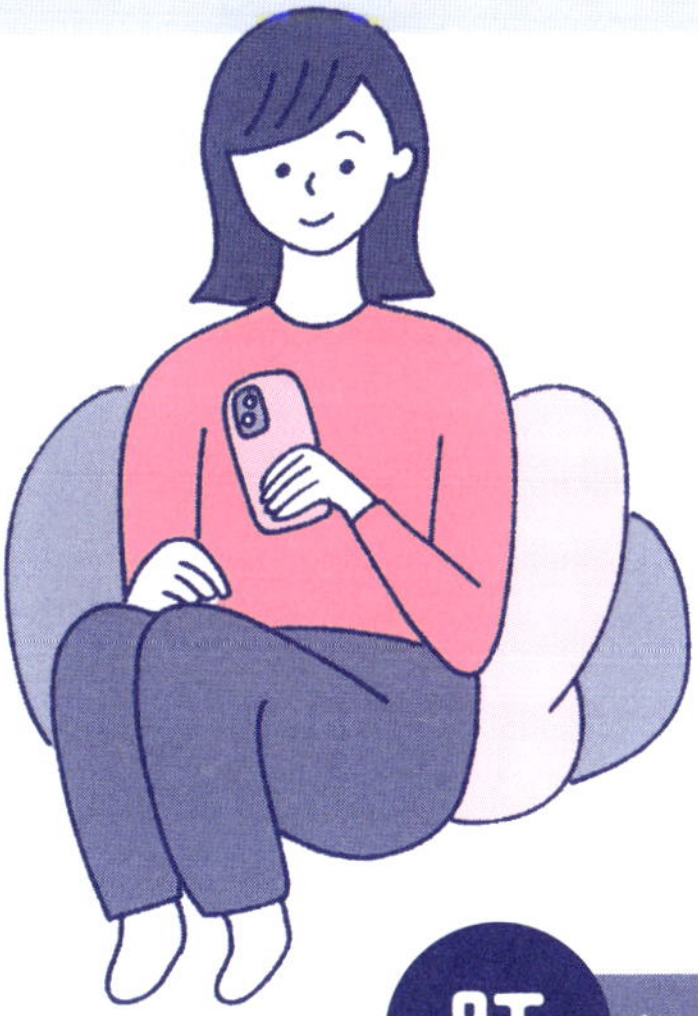

「五臓（肝・心・脾・肺・腎）」の役割を知ることによって、自分のカラダに起きた不調は何が原因かを知ることができます。まずは、現在の状態について確認してみてはいかがでしょうか？

肝について

肝は自律神経や情緒などをコントロールする臓腑です。

● 疏泄《そせつ》をつかさどる

疏泄には、全身の気を巡らせ、精神状態を安定させる働きがあります。また、全身に気を巡らせることで各器官の機能を支える（円滑に行えるようにする）働きもあります。全身の気の流れが良くなると、睡眠・食欲などが安定します。

● 蔵血をつかさどる

蔵血とは、血《けつ》を貯蔵し、血の流れを調節する働きです。血を貯蔵することにより、目の疲れ・頭痛・めまいなどの症状を予防することができます。

● 筋《すじ》をつかさどる

血を貯蔵することにより、筋に栄養を与え、関節の動きをスムーズにします。

● 華※は爪にあらわれる

肝の状態は、爪にあらわれます。肝の血が不足すると、爪にツヤがなくなり、割れやすくなります。

● 目に開きょう※する

肝の状態は目にもあらわれます。肝の血《けつ》が不足すると、目の乾燥・視力低下などが起こります。

● 液体は涙

肝が正常な状態のときは、涙は目を潤し保護してくれます。肝の血《けつ》が不足すると、目が乾燥したり、異物感を感じたり、夜に目が見えにくいなどの症状が起こります。

● 情志（感情）は怒

肝の気の流れが悪くなると、イライラしたり怒りっぽくなったりします。

※華…五臓の状態があらわれる場所のこと。
※開きょうする…五臓の異常は体表の器官にあらわれる。

脾について

脾は、食事を消化吸収し、気血水を作り出す臓腑です。四肢や筋肉などにも影響を与えます。

● 運化をつかさどる

運は運ぶことで、化は消化吸収のことを意味しています。口から摂取した食べ物を栄養分として吸収し、気血水を作り出します。

● 統血《とうけつ》をつかさどる

脾は血を作り出すだけでなく、血尿・血便・不正出血など、血が血管の外に漏れ出すことを防ぎます。

● 四肢《しし》と筋肉をつかさどる

人の手足と筋肉は、脾の栄養状態が大きく影響を与えます。脾が正常に働くと、手足や筋肉は丈夫でスムーズに動きます。

● 華《はな》は唇にあらわれる

脾の状態は唇にあらわれます。脾の状態が良くなると、唇の色が良くなりツヤが出ます。

● 液体は涎《よだれ》

脾の状態が正常であると、口の中の唾液が食事や消化を助けてくれます。

● 口に開きょうする

脾の状態は口にあらわれ、脾が悪いと味覚などに影響が出ます。

● 情志(感情)は思

脾の状態が悪くなると、思い込みすぎたり、食欲がなくなったりします。

心について

心は五臓の中でももっとも重要な臓器です。心は、精神・意識をコントロールします。血液は全身に流れているためカラダの臓腑にも影響を与えます。

● 血脈をつかさどる

心は、血を血管の中に通して、全身に運ぶ働きがあります。心の働きが良くなると、血液がうまく循環するため、正常な心拍数・リズムなどが安定します。

● 神志《しんし》(精神活動)をつかさどる

神《しん》は、生命活動・精神活動を指しています。顔色・視線・カラダの動き・精神などの状態をコントロールしています。

● 華は顔にあらわれる

心の状態は、顔にあらわれます。心が正常に働くと顔色は良く、明るい表情になります。

● 舌に開きょうする

心の状態は舌にもあらわれます。心の状態が悪くなると、味覚障害が起きたり、ろれつが回りにくいなどの症状が起こります。

● 液体は汗

心の状態が悪くなると、汗がじっとしていても出たり、動くとさらに汗がひどくなることもあります。

● 情志(感情)は喜

過度の喜び(喜びすぎ)は落ち着きがなくなったり、集中できなくなったり、感情が不安定になったりします。

腎について

腎は人の成長や発育に関わりのある臓腑です。腎が不調になると、老化現象が起こりやすくなります。

● 蔵精《ぞうせい》をつかさどる

人が生きていくには「精」が必要です。精とは細胞・ホルモンなど人の生命活動に関わるものを指します。精には「先天の精」「後天の精」があります。先天の精は、両親から受け継ぐもので、後天の精は毎日の食事などから作り出されます。

● 水をつかさどる

腎は水分の代謝をコントロールしており、尿を作り出したり、排出させたりすることでカラダの中の水分を調節しています。

● 納気《のうき》をつかさどる

腎は深い呼吸（特に吸うほう）と関わりがあり、カラダの中にある病気の原因となる空気を排出することによって、腎の働きをコントロールしています。

● 華は髪にあらわれる

腎の状態は、髪にあらわれます。腎が不足すると、抜け毛や白髪が出たり、髪の毛のツヤがなくなります。

● 耳に開きょうする

腎は耳との関係が深く、腎が衰えると、耳鳴り、聞こえにくくなるなどの症状があらわれます。

● 液体は唾《つば》

腎の状態は、唾にあらわれます。腎の状態が正常であると、唾は口の中を潤し、食べ物を消化しやすくします。

● 情志（感情）は恐・驚

恐れや驚きは、腎に影響を与えます。

肺について

肺は、全身の気と呼吸をコントロールし、カラダに潤いを与えます。

● 気と呼吸をつかさどる

肺は、気を作り出し、全身に気を送ります。肺は、呼吸することにより、体内の病気の原因となる気を排出し、自然界の清らかな空気を吸入します。

● 宣発《せんぱつ》と粛降《しゅくこう》をつかさどる

宣発とは、「発散・拡散」を意味し、気血水を全身に送り、汗としてカラダの外へ発散させる作用です。粛降は、呼吸器官に酸素などの清《せい》気《き》を吸い込んだり、栄養物質を下方へ運搬し、老廃物を排泄する作用を持ちます。

● 水道を通調する

肺は、水を巡らせたり、分散させたりする働きがあります。カラダの水分代謝を調節します。

● 華は皮毛にあらわれる

肺は、皮膚や皮毛《ひもう》と関係が深く、外からの邪気からカラダの表面を守る働きがあります。肺の働きが悪くなると花粉症や皮膚の乾燥などが起こります。

● 鼻に開きょうする

肺は鼻と関係が深く、肺が不調になると鼻水・鼻づまりなどが起こります。嗅覚や声に対する病気は肺につながっていると考えます。

● 液体は鼻水

肺は鼻の中を潤す作用があります。

● 情志（感情）は悲・憂

肺は悲しい・憂《うれ》うなどの感情を生み、気を消耗しやすくなります。

六腑

「六腑」は消化・吸収をして、不要なカスを排出するための通り道

「六腑《ろっぷ》」は胆《たん》・小腸《しょうちょう》・胃・大腸・膀胱《ぼうこう》・三焦《さんしょう》から成ります。三焦とは、気と水の通り道だと考えられています。**人が生きるために必要な気血水を生成し、貯蔵する役割のある「五臓」に対し、「六腑」は、食べ物をどろどろに消化し受け入れ、運び、残ったカスを排泄します。**六腑は、食べたものを溜める場所ではなく、食べ物が通り抜ける道です。食べたものは、胃、小腸、大腸、膀胱の順番に送られます。肝で作られた胆汁は、胆で貯蔵されます。

「五臓と六腑」は単独ではなくお互いに助け合いながら機能しています。例えば、胆の機能が正常であれば、肝の機能である精神も安定すると考えます。

また**「五臓と六腑」は「表裏《ひょうり》」の関係にあります。**表裏とは、「五臓と六腑」は

五臓	肝	心	脾	肺	腎	（心包※）
六腑	胆	小腸	胃	大腸	膀胱	三焦

「五臓と六腑」はお互いに助け合っているため、「五臓」が悪くなると、「六腑」にも影響を与えます。
※心包は、心臓を包む膜のこと。

つながりがあり、一方の「五臓」が弱くなると対になる「六腑」の機能も弱くなるという考えです。例えば、肺と大腸で考えると、肺の機能が弱くなると、カラダの中の空気の循環が悪くなり乾燥するため、大腸に影響し、便秘になりやすくなるといった具合です。他の「五臓・六腑」の表裏の関係は上の表のようなものがあります。

肝は胆と表裏の関係であるため、胆の状態が悪くなると、肝も不安定になり、めまい・イライラするといった症状を起こします。

小腸は心と表裏の関係であるため、小腸の状態が悪くなると心も不安定になり、不眠・物忘れなどの症状を起こします。

胃と脾は表裏の関係であるため、脾の状態が悪くなると、吐き気や嘔吐などを起こします。

膀胱は腎と表裏の関係であるため、腎の働きが悪くなると頻尿や排尿困難といった症状を起こします。

三焦は、気と水の通り道で五臓六腑に送り出す働きがあります。

「五臓六腑」を理解できると、いろいろな方面から自分の体質や症状などを理解できるようになります。

病因・病機①六淫・七情

漢方における病気の原因は、6つの邪気と7つの感情

カラダの不調は、今回説明をする外因（外からの邪気や季節の変化による気候の変化）や内因（感情・体力低下）などによって起こります。病気の外因「六淫《りくいん》」とは、病気の原因となる6つの邪気のことをいいます。病気の内因「七情《しちじょう》」とは、7つの感情のことで、正常な状態では発病の原因にはなりませんが、過度の精神的な負荷を受けることで発症する（または発病の原因となる）と考えます。

【六淫《りくいん》】

- 風邪《ふうじゃ》…春に起こりやすく、風邪がカラダに侵入すると、めまい・悪寒・鼻水・喉の痛みなどの症状が起こります。
- 暑邪《しょじゃ》…春から夏にかけて起こりやすく、暑邪がカラダに侵入すると、高熱・顔が赤い・口が渇く、大量に汗をかく、などの症状が起こります。

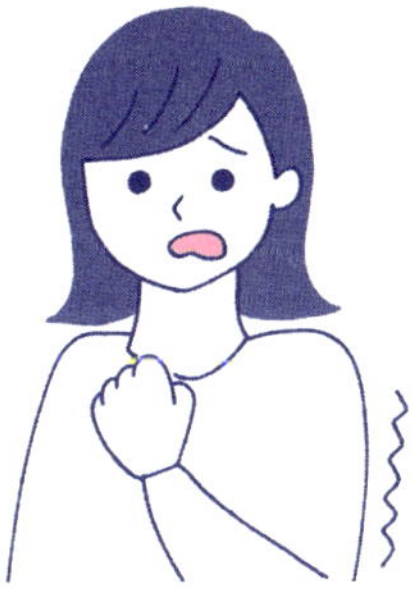

病気の外因＝「六淫」とは、病気の原因となる6つの邪気のこと。病気の内因＝「七情」とは、7つの感情のこと。カラダのバランスが崩れると七情の変化により、五臓や気の流れに影響を与えます。

●火邪《かじゃ》…気温が高くなると起こりやすく、火邪が侵入すると、肌が赤くなる・腫れる・痛みがあるなど、カラダの一部が化膿したり、炎症が起きたりすることがあります。

●湿邪《しつじゃ》…梅雨の時期に起こりやすく、湿邪が侵入すると、カラダがだるい・むくみ・頭が重い・下痢などの症状が起こります。湿の影響で、食欲不振、下痢などの症状があらわれることがあります。

●燥邪《そうじゃ》…秋に起こりやすく、燥邪がカラダに侵入すると、から咳・便秘・髪の毛や皮膚の乾燥などの症状が起こります。

●寒邪《かんじゃ》…冬に起こりやすく、寒邪が侵入すると、足腰が冷える・お腹が冷える・下痢をするなどの症状が起こります。

【七情《しちじょう》】

漢方では、人には「喜・怒・憂・思・悲・恐・驚」の7つの感情があり、これらはカラダの中の臓腑に影響を及ぼすことがあると考えています。七情は正常であれば、カラダの中の気血の巡りは良くなり、健康にもいいと考えます。ただし、**7つの感情が過剰に反応したり、長時間持続したりすると、カラダにダメージを与える**ことがあります。また、七情は五臓と関係が深いため、七情に変化があると五臓に症状があらわれ、五臓に変化があると七情に影響を与えます。

漢方では、病気が起こる原因は4つ。外因・内因・不内外因《ふないがいいん》・病理的産物

病因・病機②疾病の発生メカニズム

外因とはカラダの外に、内因はカラダの中に病気の原因があることを意味しています。不内外因は、飲食によるものや疲労などを意味し、病理的産物は、血の流れが悪くなる「瘀血《おけつ》」と、カラダの水分が代謝障害によって滞ってしまった病的なもの「痰飲《たんいん》」があります。

ここでは、この4つの病気の発生メカニズムについて紹介します。

●**外因**…六淫のことで、風邪《ふうじゃ》・寒邪《かんじゃ》・暑邪《しょじゃ》・湿邪《しつじゃ》・燥邪《そうじゃ》・火邪《かじゃ》のことをいいます。6つの邪気は、カラダを守る衛気《えき》(中医学において花粉やウイルスなどの外的刺激からカラダを守る力)が弱くなると、外部から侵入するため病気にかかりやすくなります。衛気とは、外からの刺激(邪気)からカラダを守る働きのことをいいます。

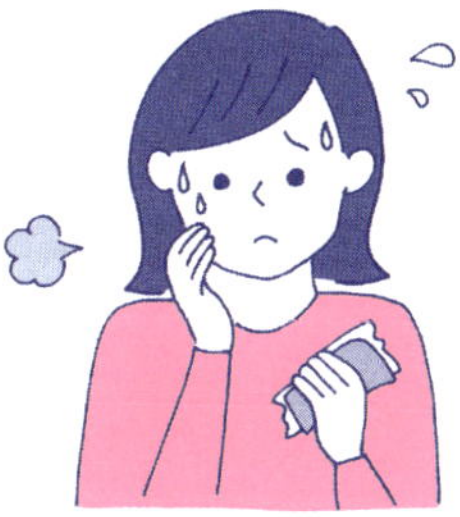

漢方では、気候の変化には、「風・寒・暑・湿・燥・火」があり、これを「六気《ろっき》」と呼んでいます。これらは、植物が育つため、人や動物が生きていくためには欠かせないものです。ところが、六気は過剰・不足したりすると、病気の原因（六淫）になることがあります。

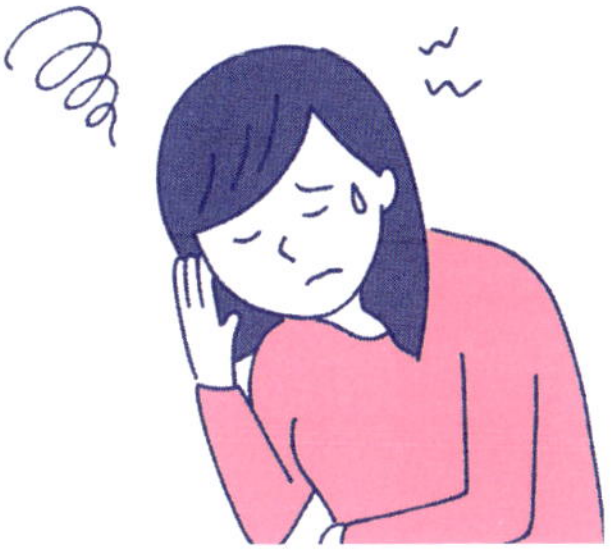

●**内因**…内因は、体質的素因と精神的素因とに分けられ、体質的素因はさらに先天的体質（遺伝・胎児期の種々の障害）と後天的体質（成長・発育・老化などの過程にあらわれた異常）とに分けられます。また、精神的素因は、精神的・情緒的変動（七情：喜・怒・憂・思・悲・恐・驚）が、あるレベルを超えた場合に、疾病の発生につながるとしています。

●**不内外因《ふないがいいん》…不内外因には、飲食と労逸《ろういつ》があります。**飲食には、食べすぎ・飲みすぎ、または偏った食事があり、労逸には、働きすぎ、性生活の過多、運動不足などがあります。

●**病理的産物《びょうりてきさんぶつ》…病理的産物には、痰飲《たんいん》と瘀血《おけつ》があります。**痰飲は、カラダの中にある水分が代謝障害によって滞ってしまった病的なもののことをいいます。瘀血は、カラダの中の血《けつ》が滞り、血《けつ》の流れが悪くなることをいいます。

漢方では、西洋医学のように病気の症状だけでなく、病気になる環境や感情、生活習慣などを知ることが大切だと考えています。カラダの不調が続く場合は、まず自分の環境や生活習慣を見直してみるのもひとつの方法です。

一般的な診断方法（証）

中医学による独特の診断方法＝四診で病気の原因や治療法を調べる

漢方には、独特な診断方法があり、これを「四診《ししん》」といいます。

これらは、**ひとつの診断方法だけではなく、複数の診断方法で得た結果を合わせることにより病気の原因や治療法を調べます。**

四診には、望診《ぼうしん》・聞診《ぶんしん》・問診《もんしん》・切診《せっしん》の4つがあります。

望診とは、目で視《み》る診断方法です。望診は、基本的に体型・姿勢・表情・動作・精神状態などを視《み》ます。また、皮膚・髪・耳・目・鼻・口・舌などの色や状態なども確認します。

聞診とは耳と鼻を使って音を聞いたりにおいをかいだりします。患者の声の大きさや高さ、呼吸・咳などの音を聞いたり、口臭・体臭などのにおいで判断すること

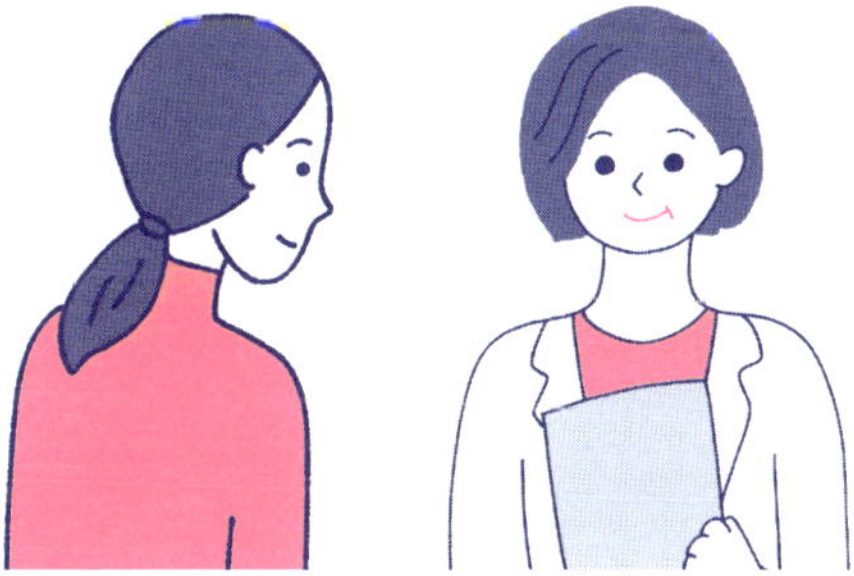

漢方には、カラダの状態を診断する方法として四診といわれる4つの方法があります。ただし、漢方の診断は簡単にできるものはありますが、総合的に判断するのはとても難しいものもあると考えられています。つらい症状が続く場合は、専門家の診断を受けることをおすすめします。

もあります。

問診とは**患者もしくは家族からその人の症状を聞き取ります。患者もしくは患者の家族から症状や普段の生活習慣などをくわしく聞く方法です。**診断する側は、患者の現在の状態だけでなく、普段の生活習慣やどんなものを好んで食べるのかなどをくわしく聞き取ることが大切です。

切診とは、患者のカラダに直接触れて診断する方法です。**切診には脈診と腹診があります。**脈診は、患者の手首に3本の指を置き、脈を押さえながら、脈の速さや強さ・カラダの寒熱・皮膚の状態などを診断します。腹診はお腹を触る・なでる・押さえることにより、痛みや塊がないかを確認します。腹診もカラダの寒熱や皮膚の状態などを知ることができます。

例えば、不眠といってもひとつの症状だけではありません。イライラして眠れない、眠いけれど眠れない、夜中に目が覚めるなどさまざまな症状があります。不眠の原因を気血水で考えた場合、気虚・気滞・血虚などのタイプに分けることもできます。四診の順番は、基本的に問診→望診→聞診→切診ですが、この順番は重視されておらず、これらの診断方法で得た情報をいろいろな角度から総合的に診断します。

正気と邪気で考える病気が起こる原因

病気が起こる原因のひとつには、正気と邪気の変化が関係すると考える

みなさんは原因がわからない体調不良に悩んだことはありませんか?**もしかしたら、その体調不良は正気《せいき》と邪気《じゃき》に関係があるかもしれません。**

正気とは、人間がもともと持っている生命力・自然治癒力です。カラダの中に**必要な量の正気が満たされていれば、病気に対する防衛能力は高くなります。**正気が正常に働くためには、気血水・陰陽などのバランスを整えることが大切です。**ただし、正気が満たされていても、平常時より邪気のパワーが強ければ病気にかかりやすくなります。**

邪気《じゃき》とは病気を起こす原因となるものです。邪気はカラダの外部から皮膚や鼻・口などを通過しカラダの中に侵入するもので、風邪《ふうじゃ》・寒邪《かんじゃ》・暑邪《しょじゃ》・湿邪《しつじゃ》・燥邪《そうじゃ》・火《か》邪《じゃ》があります。

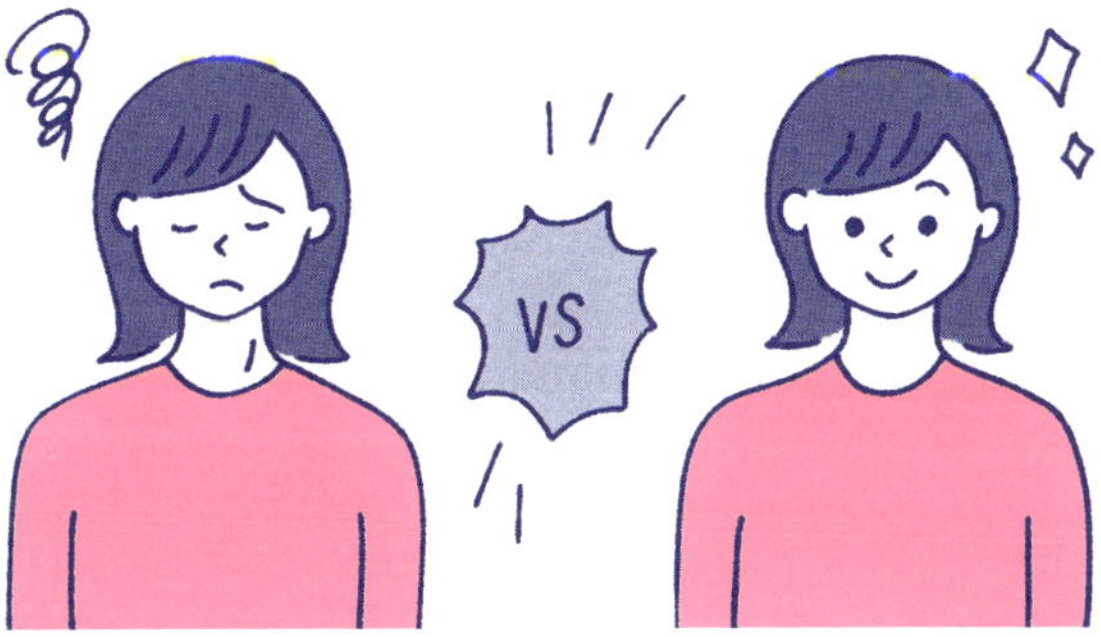

漢方では、病気が発症あるいは進行する原因は、正気と邪気の変化によって起こると考えています。

漢方では、病気が発症あるいは進行する原因のひとつに、正気と邪気の変化があると考えています。正気と邪気の戦いには、2つの考えがあります。

「正勝邪退《せいしょうじゃたい》」…病気を治療する、または自然に治癒することで、少しずつ健康な状態になることを意味します。病気が良くなる理由は、邪気が弱く症状も軽いため、正気が邪気に勝つからだと考えます。すなわち、**邪気が弱ければ症状も軽くなり、邪気が強ければ病気の状態も重くなります。**また、**正気が強ければ邪気を抑える力も強くなります。**

その人の体質や治療を行うことによって、邪気が弱くなり正気が勝るといったこともあります。病気が良くなると、気血水や陰陽のバランスがよくなるため、これまで不調だった部分だけでなく体全体の健康状態が良くなります。

「邪勝正衰《じゃしょうせいすい》」…「正勝邪退」の逆の状態になることを意味します。邪気が強く正気が弱いため、生命力や自然治癒力が弱くなっている状態です。**正気が邪気に負けるため、病気の状態が悪化し、適切な治療を受けることができなければ、状態によっては予後不良に至ることがあります。**

扶《ふ》正《せい》祛《きょ》邪《じゃ》 もともとの体質を強化することでカラダの自然治癒力や抵抗力を得る

「扶《ふ》正《せい》祛《きょ》邪《じゃ》」とは、正気の働きを助けることによってその人がもとから持っている体質を強化することにより、カラダの自然治癒力もしくは抵抗力を身につけることを意味しています。

「扶《ふ》正《せい》」とは、正気を扶助することをいいます。正気の働きを助け、体質を強化することにより邪気がカラダに侵入することを防ぐという意味です。正気の働きを維持するためには、バランスの良い食事、適度な運動、睡眠など適度にカラダを休めることが大切だと考えます。正気を助けるには、鍼灸・気功・太極拳などカラダを治療するものや鍛えるものも含まれます。漢方では、病気になるかどうかは、正気と邪気の戦いによるものだと考えています。病気は、正気が不足し邪気が盛んにな

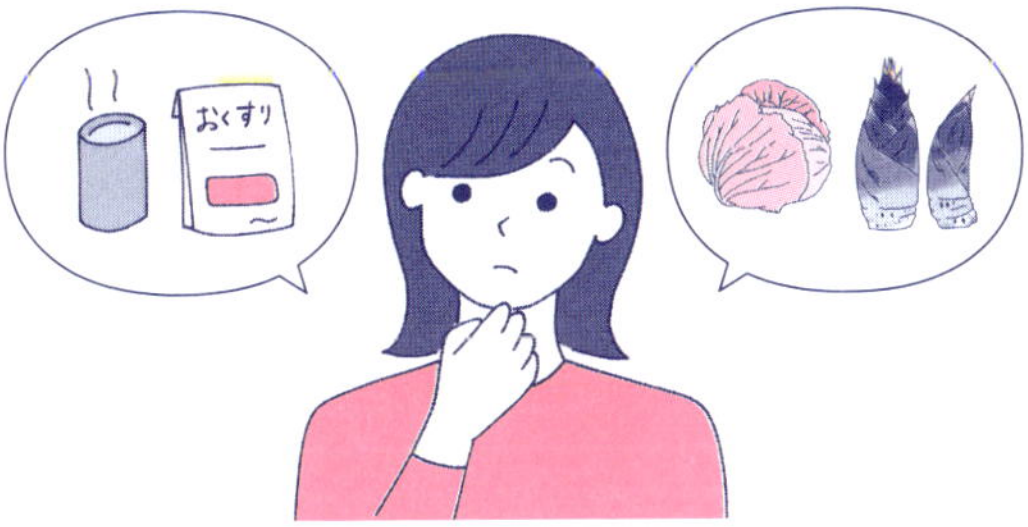

カラダの中に正気が不足している場合、正気を助ける作用のある食材や漢方薬を利用します。ただし、正気を助けるだけでは邪気が体内に残るため、邪気を除く食材や漢方薬を使う場合があります。これを「扶正と祛邪」を兼用すると考えます。

ることで起こります。気虚は補気（気を補う）をする、血虚は補血（血を補う）をする、陰虚は滋陰（潤いを与える）をする、陽虚は補陽（温める力を補う）をするといったように、それぞれの虚証の状態に合わせて治療を行います。

「祛邪《きょじゃ》」とは、病気になる原因を除去することをいいます。病気になる原因は、六淫や七情、不内外因、病理的産物などがあります。

六淫は6つの邪気のことをいい、風邪《ふうじゃ》・暑邪《しょじゃ》・火邪《かじゃ》・湿邪《しつじゃ》・燥邪《そうじゃ》・寒邪《かんじゃ》があります。どの邪もカラダの外から侵入する邪気で、季節や気温などがカラダに影響を与えます。七情は、喜・怒・憂・思・悲・恐・驚があり、人間が起こす7つの感情のことをいいます。不内外因は、食べすぎ・飲みすぎなどの飲食や、働きすぎ・性生活の過多・運動不足などの労逸があります。病理的産物には、痰飲《たんいん》と瘀血《おけつ》があります。痰飲は、カラダの中にある水分が代謝障害によって滞ってしまった病的なもののことをいいます。瘀血は、カラダの中の血《けつ》が滞り、血の流れが悪くなることをいいます。

「祛邪」による具体的な治療法は数多くあり、ひとりひとりの体質に合わせて行うため、同じ症状でもまったく同じ治療を行うことはほぼありません。**これを漢方では、同病《どうびょう》異治《いち》といいます。**

陰陽失調

漢方で考える健康とは、陰陽《いんよう》のバランスが取れている状態

漢方の基本的な考えである「陰陽学説《いんようがくせつ》」では、この世界にあるあらゆるものは、陰と陽に分けることができると示されています。**漢方で考える健康とは、陰陽《いんよう》のバランスが取れている状態を意味します。**人間の健康に影響を与える陰陽には、さまざまなものがあります。

人間で考えると、**冬は陰が強くなるため、環境に合わせて、行動を控えるという考えがあります。**逆に春から夏に近づくと陽が強くなるため、適度に行動し、**太陽の光を浴びて陽の気をカラダに取り入れることが大切だと考えています。**また、ずっと寒い日が続くと体は冷えてしまい、暑い日ばかりだとカラダに熱がこもり体調を崩しやすくなってしまいます。

人間が生きていくために必要な食材にも陰と陽があります。カラダを温める食材

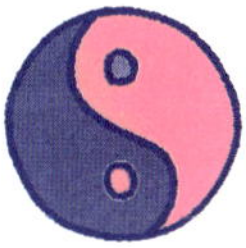

例えば、陰は日の当たらない影であり、陽は日の当たる日向であるという考えがあります。この影と日向は常に変化を続けています。このように、陰陽は常に変化をしながらバランスを取っています。

は陽で、カラダを冷やす食材は陰です。

みなさんの中には、「健康を維持するためにはカラダを温めることが大切だ」と聞いたことがある方も多いのではないでしょうか？

ところが、どんな人でもカラダを温めると健康を維持できる、病気が良くなるわけではありません。**カラダが冷えている人は温める食材を、カラダに熱がこもっている人は冷やす食材を摂る、もしくは体質や症状に合わせた漢方薬を飲むなど、そのときの体質や症状、環境に合わせることが何よりも大切なのです。**これも陰陽の考えのひとつなのです。

陰陽のバランスが崩れ、陰が盛んになり陽が衰える、または陽が盛んになり陰が衰えるといった状態になると「陰陽失調《いんようしっちょう》」が起こります。**「陰陽失調」は、陰陽・気血・臓腑（内臓）のつながりが悪くなる状態**です。病気が発症するもしくは進行する原因は、その人が持っている陰陽のバランスによって異なります。**「陰陽失調」は必ず体内に原因があり、病気が起こる状態と進行に影響を与えます。**陰陽のバランスを整えるには、お互いに不足しているものを補う方法と、過剰になっているものを取り除くといった方法があります。

虚実

「虚証・実証」がわかれば体調不良の原因がわかる

漢方には、個人個人の体質を知るための診断方法がいくつかあります。その中のひとつが「虚実《きょじつ》」です。体質や症状を調べるときに利用される「八綱弁証《はっこうべんしょう》」といわれる診断方法の中のひとつの方法です。

「実」とは病気の勢いや精神状態が高い状態まで進むこと（機能が亢進しているもの）、寒・暑・乾燥などカラダの外から入ってくる「邪気」が強いもの、「虚」とはカラダの栄養不足などが原因でカラダの機能が低下しているもの、気（エネルギー）・血が少ないものと考えます。

「虚実」には「実証《じっしょう》」と「虚証《きょしょう》」があり、簡単にいうと**実証は「邪魔なものがあることで、カラダの気血水の巡りが停滞している状態（必ずしも外邪が侵入したことで起こる状態ではなく、内因の場合もあります）」、虚証は「必要な気血水が不足し、カ**

ラダの機能が低下している状態」を指します。例えば、不眠が起こる原因にも、実証・虚証それぞれに理由があります。**イライラや不安で気が高ぶって眠れないのが実証、疲れすぎや年齢を重ねたことなどで気血が不足し眠りが浅くなるのが虚証**などです。

虚証・実証はどちらも正常な状態ではありません。虚証・実証がわかることは、現在の体調不良は何が原因で起こったのかを見定める手段となります。

漢方には「補虚瀉実《ほきょしゃじつ》」という言葉があります。これは、足りないものは補い（虚証）、必要でないものは取り除く（実証）という考えを表す言葉です。

よって、**実証では、体の中の余分なものを取り除く方法を取り入れます。**取り除く方法としては、「汗法《かんぽう》」「清法《せいほう》」「吐法《とほう》」「消法《しょうほう》」「下法《げほう》」があります。順番に説明をすると、汗を出す、熱を冷ます、嘔吐させることで有害物を体外に出す、気や血などの滞りを良くする、排便を促すといった方法です。

虚証では、カラダの中の足りないものを補う方法を取り入れます。「和法《わほう》」「温《おん》法《ほう》」「補法《ほほう》」があります。順番に説明をすると、陰陽・虚実などのバランスの乱れを調和する、冷えを除去する、不足した栄養分を補うといった方法があります。

本治と標治（治病求本）

体質や病気の根本原因を見つけて治す順番を見極める

漢方の治療方法には**「治病求本《ちびょうきゅうほん》」（病を治すには必ず本を求む）があり、病気を治療するには根本原因を見つけ、それに対して治療を行うべきであると考えます。**また、治病求本以外に、「急なれば標を治す（標治）」「緩なれば本を治す」という言葉があります。標治と本治はどちらを優先して先に治すべきかの指標であり、場合によって、治す順番が変わってきます。

「本治と標治」は、そのときの症状に合わせて治療することが大切だと考えています。**「本治と標治」には、3つの治療方法があります。**

ただし、「本治と標治」を見定めるには、知識と経験が必要です。特に重い症状がある場合は、漢方の専門家など知識を持つ方に相談することが大切です。

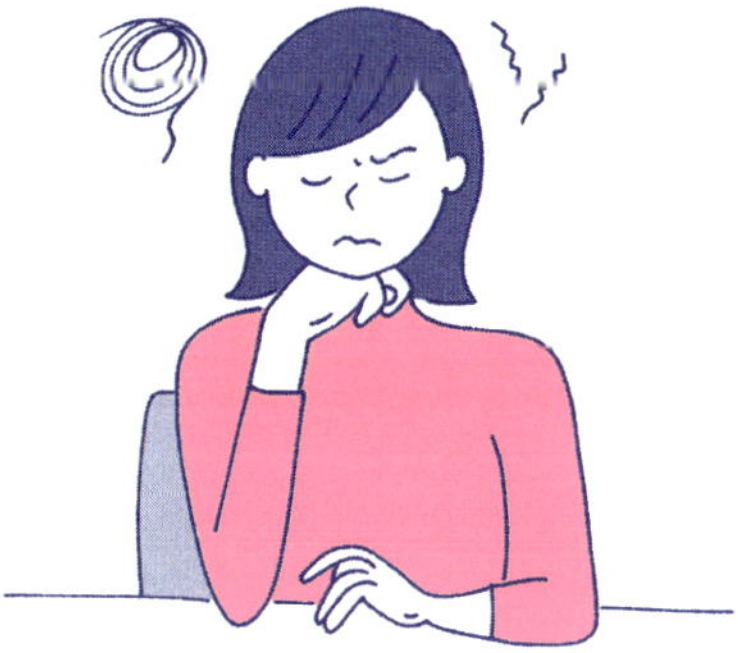

漢方には「治《ち》病求本《びょうきゅうほん》」という考えがあり、何を優先するか、またはどんな治療をするかの基本方針を決めていきます。

【急則治基標（急なれば則ちその標を治す）】

急を要する症状があるとき、あるいは命に関わる症状があるときは、症状をやわらげる治療から行うことをいいます。例えば、慢性疾患を持っている人にかぜ症状が出たときに、もともと持っている慢性疾患を治療する前にかぜの症状を治療することです。かぜの症状を放っておくとどんどん悪化してしまい、慢性疾患に影響が出てしまいます。

【緩則治基本（緩なれば則ちその本を治す）】

急を要する症状がなければ、慢性的にある症状を根本から治療することをいいます。例えば、慢性疾患を持っている人に、特に表面上に症状が出ていない場合（見た目の症状が出ていない場合）、根本治療を行うことです。

【標《ひょう》本《ほん》兼《けん》治《ち》】

「標治」も「本治」もどちらも同じくらい症状が重いときは同時に治療をすることをいいます。例えば、何度もかぜをひく方は、体質が改善していないと考えます。また、気（エネルギー）が不足しているため、外邪などの邪気からカラダを守る力もありません。標本兼治はかぜの症状を治療しながら、根本的な体質改善を同時に行っていきます。

漢方の物差し 1

陰陽の物差し

陰・陽の物差しでカラダの傾向を2つに分けて診断

カラダを健康に保ち、病気を防ぐためには、自分のカラダについて知っておくことが大切です。そのカラダを調べる「漢方の物差し」として、最初にご紹介するのが〝陰陽〟の物差しです。

この物差しは、カラダをざっくり2つに分けてチェックします。一見簡単そうですが、案外勘違いしていることも。目的は、まず大きく2つに分けること。それで、おおまかなカラダの傾向がわかります。例えば、カラダが冷えているのか、それともカラダに熱がこもっているのか。実は、意外に多いのが「冷えていると思い込んでいる人」。勝手に冷えていると思い込み、むやみにカラダを温めると、のぼせたり気分が悪くなったり……。逆に体調を崩す原因になることもあります。〝熱と寒〟以外にも、体力のあるorなし（実と虚）など、さまざまな傾向を知ることができます。

A	B
□ 温かいものを欲する	□ 冷たいものを欲する
□ 顔色が白～青白い	□ 顔色が赤い
□ 手足が冷える	□ 手足がほてる
□ 鼻水や痰《たん》がサラサラ・透明	□ 鼻水や痰がネバネバ・黄色
□ 尿の色が透明	□ 尿の色が黄色
□ 舌の色が白い	□ 舌の色が赤い
□ 軟便・下痢傾向	□ 便秘傾向

■ Aにチェックが多いあなたは
⇒カラダが冷えているかも？

Aの項目はカラダが冷えたときに出やすいサインです。チェックが多かった人はカラダが冷えている可能性大！

■ Bにチェックが多いあなたは
⇒カラダに熱がこもっているかも？

Bの項目はカラダに熱がこもったときに出やすいサインです。チェックが多かった人はカラダに余分な熱がこもっている可能性大！

また、漢方の治療法には「補う方法（補法《ほほう》）」と「取り去る方法（瀉法《しゃほう》）」の大きく2種類があります。これを漢方では、〝補瀉の原理〟といいます。つまり、元気がない、栄養がない、潤いがない……など不足している場合を「虚証」といい、元気を補う、栄養を補う、潤いを補うといった「補法」を行います。そして、ストレスが溜《た》まっている、血の巡りが滞っている、水の巡りが滞っている……など滞って余分なものが溜まっている場合を「実証」といい、ストレスを発散する、血の巡りを良くする、水の巡りを良くするといった「瀉法」を治療法として選択します。自分のカラダが実証なのか虚証なのかを知ることで、カラダのおおまかな治し方がわかるようになります。陰陽の物差しを使って、カラダの実と虚の状態をチェックしてみましょう。

気血水の物差し
カラダを支える3つの要素「気・血・水」で自分の体質をチェック

カラダを調べる「漢方の物差し」として「陰陽」の次に重要なものとして紹介するのが「気血水」です。

この物差しは、「カラダを支える3つの柱」をチェックします。3本柱すべてがしっかりしてこそ、健康なカラダを保つことができるのです。

気血水とは、簡単に例えれば〝カラダを支える3本の柱〟です。

丈夫な柱に支えられた家が、雨や風そして地震にもビクともしないのと同じように、太くて丈夫な〝気血水の3本の柱〟が協力し合いしっかりカラダを支えることで、カラダは健康な状態を保て、ストレスや天候の変化、疲れなど、さまざまな逆風にもビクともしない強いカラダになれます。

気血水の物差しでわかる6つの状態

気の柱

1. **カラダの元気チェック**
 →元気・エネルギーが足りているかどうか
 元気が不足している状態を「気虚《ききょ》」といいます。
2. **カラダのストレスチェック**
 →ストレスがカラダに溜まって悪影響を及ぼしていないか
 悪影響を及ぼしている状態を「気滞《きたい》」といいます。

血の柱

3. **カラダの栄養チェック**
 →カラダの栄養がきちんと足りているかどうか
 栄養が足りていない状態を「血虚《けっきょ》」といいます。
4. **カラダの血の巡りチェック**
 →カラダの隅々までしっかり栄養が巡っているか、どこかで滞って溜まっていないか
 滞っている状態を「瘀血《おけつ》」といいます。

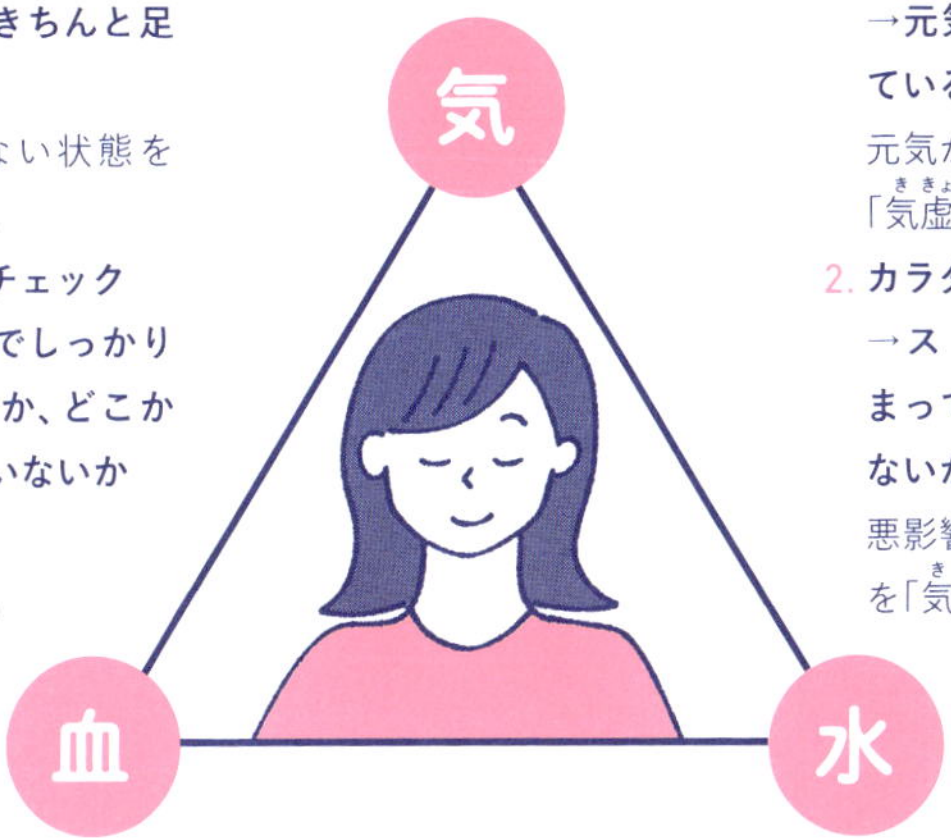

水の柱

5. **カラダの潤いチェック**
 →カラダに潤いが足りているか
 潤いが足りていない状態を「陰虚」といいます。
6. **カラダの水の巡りチェック**
 →カラダの隅々までしっかり水が巡っているか、どこかで滞って溜まっていないか
 滞っている状態を「水滞」といいます。

しかし、もしも、この3本の柱が細くなったり、傾き出したらどうでしょう。カラダは弱くなり、壊れやすくなります。つまり、病気になりやすくなるのです。

“どの柱が弱くなりやすいか”“どの柱が傾きやすいか”は人によって違います。気の柱が傾きやすい人もいれば、血の柱が細くなりやすい人もいます。

また、トラブルを抱える柱は1本とは限りません。すべての柱が傾いている……なんて人も。この違いを漢方の世界では「体質」といいます。

気血水の物差しで3本柱を見ることで、大きく6つの状態がチェックできます。「気血水」を使ってあなたのカラダをチェックしてみましょう。

五行の物差し
5本柱をチェックしてカラダの傾向と弱点を知ろう

この物差しは「カラダを支える5本の柱」をチェックします。気血水の3本柱と同様に、5本の柱がすべてしっかりしてこそ、健康なカラダを保つことができるのです。「気血水」の物差しが3本柱をチェックする物差しだったのに対して、五行の物差しはカラダを支える5本の柱をチェックする物差しです。

もともと五行とは自然界の森羅万象を「木」「火」「土」「金」「水」の自然界の代表的な5つに分類した哲学ですが、漢方では人間は自然界の一部だと考えていることもあり、この哲学を人間のカラダに応用して、同じようにカラダを大きく5つに分類しました。これが「五臓」という考え方です。

五臓にそれぞれ「肝」「心」「脾」「肺」「腎」という名を付け、カラダを支える5

あなたはどんな体質？　五行の物差しでカラダチェック！

5本の柱（「肝」「心」「脾」「肺」「腎」）のうち、あなたはどの柱が弱いのか。それぞれの柱をチェックしてみましょう。

「肝」の柱

●循環・代謝・発散・排泄《はいせつ》・解毒などをコントロールする役割
●感情をコントロールする役割
●血液を貯蔵する役割
●肝臓や胆嚢《たんのう》だけでなく、爪や目、涙、筋腱なども分類

「腎」の柱

●生命力を貯蔵する役割
●生殖や成長発育、老化をコントロールする役割
●水分代謝を調節する役割
●腎臓や膀胱《ぼうこう》だけでなく、脳や骨、骨髄、耳、泌尿生殖器、肛門、毛髪、唾なども分類

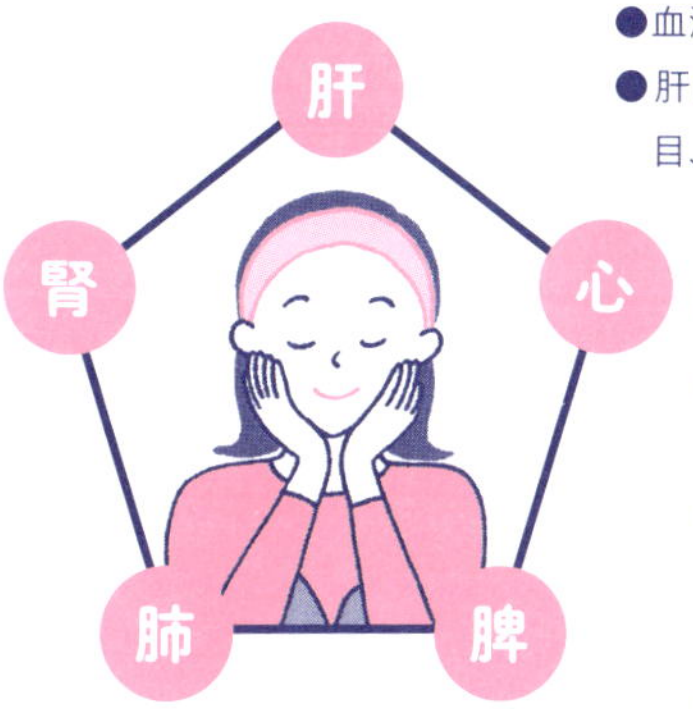

「心」の柱

●血液循環と拍動をコントロールする役割
●脳（大脳皮質・高次中枢）や精神活動をコントロールする役割
●心臓や小腸だけでなく、顔面や舌、汗、脈なども分類

「肺」の柱

●呼吸をコントロールする役割
●水分循環をコントロールする役割
●防衛機能をコントロールする役割
●肺臓や大腸だけでなく、皮膚や体毛、鼻、喉、気管支、音声なども分類

「脾」の柱

●消化吸収をコントロールする役割
●血液が漏れ出ないように統率する（統血）役割
●胃だけでなく、筋肉や四肢、口、唇、涎《よだれ》なども分類

本柱として漢方では昔からとても重要視しています。「五臓」と聞くと、カラダの臓器を連想しがちですが、実は五臓はもっとスケールの大きいお話です。簡単にいえば、カラダのあらゆる〝機能〟や〝役割〟、また〝臓腑〟や〝部位〟をざっくり5つに分けた、という考え方です。**五行の物差しで5本柱を見ることで、カラダの「傾向」（体質）がわかります。**

●どのようなトラブルが起こりやすいのか
●どの部分に症状が出やすいのか
●どのような影響に弱いのか
●どのような食べ物が合っているのか

まずは、どの柱にトラブルを抱えているのかを把握することが、あなたのカラダを知る上でとても大切なのです。

カラダの部位別

見逃せない不調のサイン

漢方では、カラダは「気《き》」・「血《けつ》」・「水《すい》」の３つの構成要素で支えられていると考えます。この３つの構成要素のバランスが悪いとわたしたちのカラダには、さまざまなトラブルが出やすくなると考えられています。ここでは、体質を気虚《ききょ》・気滞《きたい》・血虚《けっきょ》・瘀血《おけつ》・陰虚《いんきょ》・水滞《すいたい》の６つに分けて、体質ごとにトラブルの原因を探ります。

くわしい情報はこちら！

体質改善のために、
まずはあなたの体質をチェック！

気血水の物差しによる6つの体質タイプのうち、あなたの体質はどれなのかを簡単に診断できる「クラシエの漢方診断」を使って体質を診断してみましょう。

体質を知り免疫力アップ！

気虚

「気虚」は、疲れやすく、頑張りたくても頑張れないタイプ

まずは「気虚」の症状の紹介と体質改善法として、漢方薬による改善、生活習慣に関するアドバイスとおすすめの食べ物を紹介します。体質を改善することで、元気なカラダを目指していきましょう。

漢方では、**気虚とは「気」が少なくなり、不足している状態**を指します。元気＝「気」。元気は気が十分にあって初めて出せるものです。では「気」とは何のことでしょうか。漢方では「気」は、元気の源である〝生命エネルギー〟であると同時に、精神をコントロールする気持

ちの〃気〃、さらにはカラダのすべてを動かしコントロールする〃機能〃でもあると考えています。そのため気虚になり「気」が不足すると、カラダにとても大きな悪影響を及ぼしてしまうのです。

気虚体質の主な5つの症状とは？

- 疲れやすく、元気が出ない
- かぜをひきやすい、感染症にかかりやすい
- 気分が落ち込み、やる気が出ない
- 食欲がない、消化が悪い、さらに食後に眠くなる
- 手足やカラダが冷える

気虚タイプにおすすめの4つの生活習慣

- **まずはゆっくり休んでカラダの充電を**

気虚の一番の養生はとにかく「休むこと」。

- **胃腸をしっかり休めることも大切**

食べて消化することはエネルギー（気）を消費するので、気が不足した状態でたくさん食べても、胃腸の負担になってしまいます。

- **消化の良いもの、胃腸に負担をかけないものを**
- **疲れたときは天然の甘味をとることを心がけて**

気虚タイプの方におすすめの漢方薬3選

気虚には、気を補う作用のある漢方薬の服用がおすすめです。

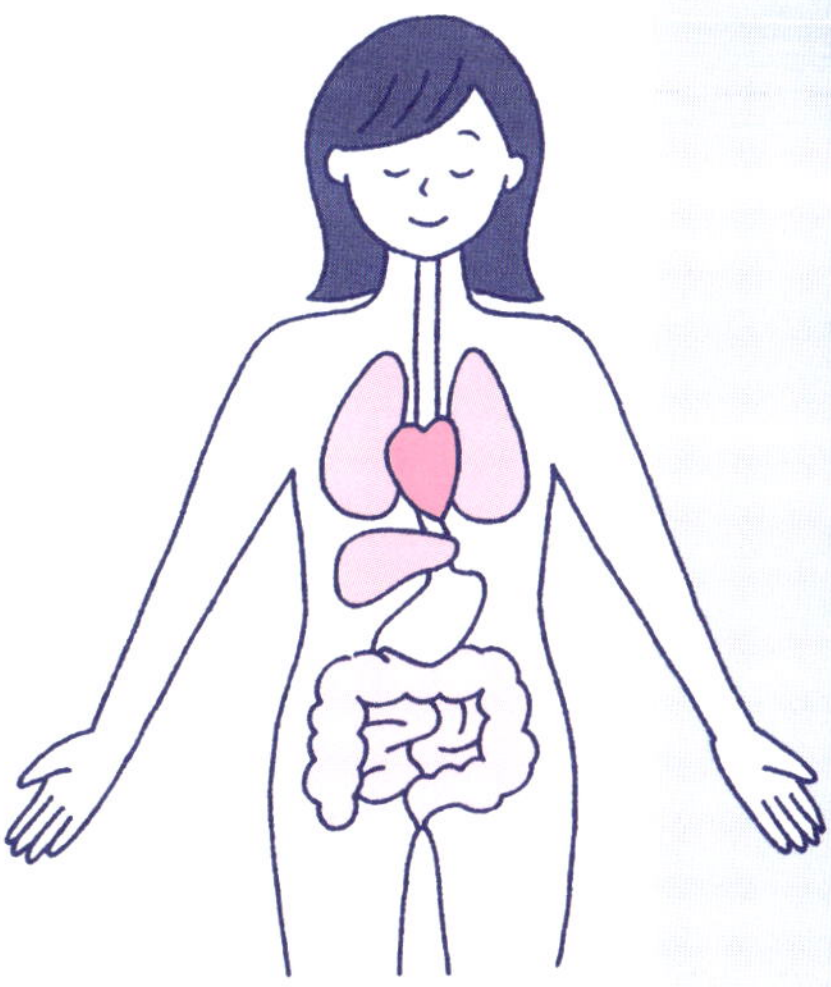

人参養栄湯《にんじんようえいとう》

人参養栄湯は、消化器の働きを高め、栄養を隅々にいきわたらせ、「気」と「血《けつ》」の両方を補います。病後・術後などの体力低下、食欲不振などを改善します。

補中益気湯《ほちゅうえっきとう》

「中（カラダの内側）を補い気を増やす」という意味で名付けられている補中益気湯は、胃腸の働きを高め、食欲を出すことで「気」を増やし、「気」を上のほうに動かして巡らせることで、疲れを改善していく処方です。

六君子湯《りっくんしとう》

六君子湯は、胃腸の働きを高めることで、胃の痛みやもたれなど、胃腸の不快感を改善します。「気」を補って巡らせる処方です。

カラダの部位別

見逃せない不調のサイン

体質を知り免疫力アップ！

気滞

イライラしたり不安になりやすい、喉に違和感を感じるタイプ

気滞の方の体質は「気」の巡りが悪くなり、気が滞っている状態です。漢方では気は、元気の源である〝生命エネルギー〟であると同時に、精神をコントロールする気持ちの気、さらにはカラダのすべてを動かしコントロールする〝機能〟でもあると考えています。そのため気滞になり気が滞ると、カラダのあらゆるところで不具合が生じやすくなります。張りつめた気持ちを解き放ちココロをリラックスさせましょう。このとき呼吸を意識するといいでしょう。適度な運動で気分をリフレッシュするのもおすすめです。気滞タイプに一番必要なのはカラダに溜まった余分な気（ストレス）を発散させることです。

気滞体質の主な5つの症状とは？

- イライラしやすいなど精神が不安定に
- 喉に何かつまっているような違和感
- 胸やみぞおち部分が張って苦しい
- 胃やお腹が張る、げっぷやおならが多い
- 生理周期がバラバラ、生理前に胸が張る

気滞タイプにおすすめの生活習慣

- 一日に1回、呼吸を意識して、ココロのリラックスを
- 気の巡りをアシストする香りと酸味をプラス

アロマやハーブなど心地の良い香りは気の巡りをアシストすると漢方では考えています。漢方では酸味は気の巡りを良くする肝をサポートするといわれています。柑橘《かんきつ》類やお酢に甘味を足すなど、強すぎないやさしい酸味がおすすめです。

気滞タイプの方におすすめの漢方薬4選

気滞には、気(ストレス)を発散させる作用のある漢方薬の服用がおすすめです。

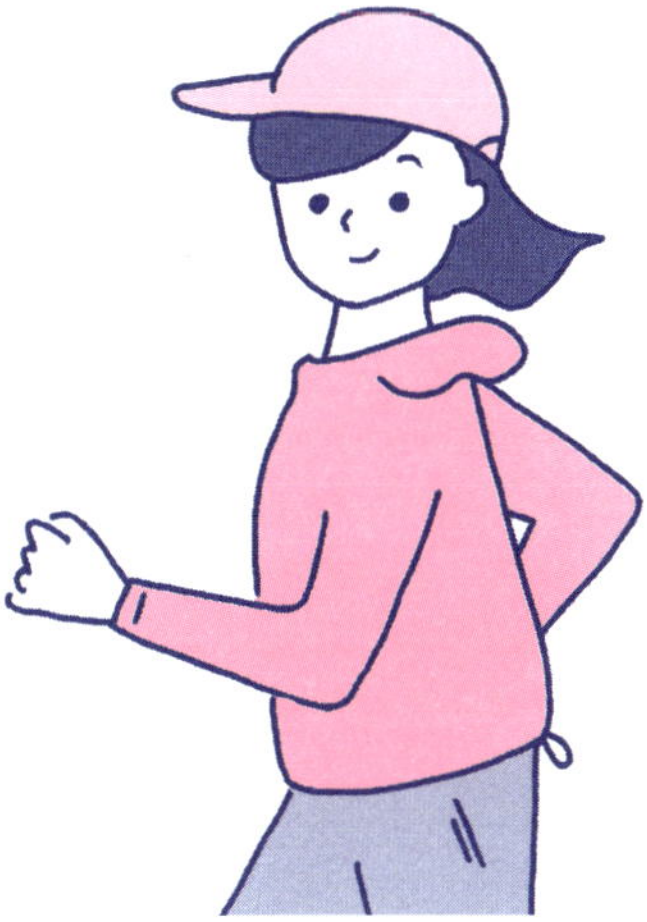

半夏厚朴湯《はんげこうぼくとう》

気分がふさぎやすく、喉につかえたような違和感がある、つい咳払いをしてしまう、仕事や生活などに不安を感じやすいなどでお悩みの方に。神経性胃炎、つわり、咳、しわがれ声にも効果があります。

柴胡加竜骨牡蛎湯《さいこかりゅうこつぼれいとう》

精神的に不安定でイライラしやすいなど、普段からストレスを感じやすく、のぼせやすい、あれこれ考えてなかなか眠れないなどでお悩みの方に。高血圧の随伴症状(動悸、不安、不眠)、神経症、更年期神経症、小児夜泣き、便秘にも。

加味逍遙散《かみしょうようさん》

加味逍遙散の服用に向いているのは、「血《けつ》」の不足から「気」が余り、溜まった「気」が熱に変わってさまざまな症状を引き起こしている方となります。交感神経が 興奮したことによるイライラ、不眠症など に対して、自律神経を調整し、イライラやのぼせを鎮めて、血行を促進し、不眠症などを改善します。

抑肝散加陳皮半夏《よくかんさんかちんぴはんげ》

イライラしやすい、ちょっとしたことで怒ってしまうなどでお悩みの方に。神経症、不眠症、小児夜泣き、小児疳症《かんしょう》(神経過敏)、更年期障害、血《ち》の道症《みちしょう》、歯ぎしりにも。

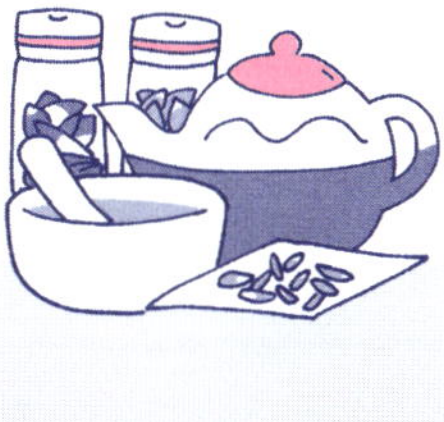

カラダの部位別

見逃せない不調のサイン

体質を知り免疫力アップ！

血虚

爪の割れ・顔色が悪い・髪が抜けるなどに悩まされる体質

漢方ではカラダの栄養を血《けつ》と呼んでいます。**血虚体質は「血」の量が少なくなり不足している状態**です。

血はカラダを作るための原料になると漢方では考えられています。血は血液だけでなく、皮膚や髪の毛、爪、筋肉、骨、臓器、さらにはホルモンに至るまで、カラダを作る原料になり、私たちのカラダを物質面から支え、健康を維持していると考えられているのです。

そのため血が少なくなり血虚になると、カラダの栄養が不足し、さまざまなトラブルが起こりやすくなるといわれています。

血虚になると、目に栄養が届きにくくなって、さまざまな目のトラブルも起こりやすくなり、脳も栄養不足になり、頭がぼーっとしたり、めまいやふらつき、睡眠トラブルが起こりやすくなると漢方では考えられています。

血虚の原因は、食事や睡眠の不規則、出産や月経などで血液の量や栄養が失われること、消化不良などで十分に補給できないことです。

血虚の人は、顔色が悪く、手足が冷えやすい傾向があります。

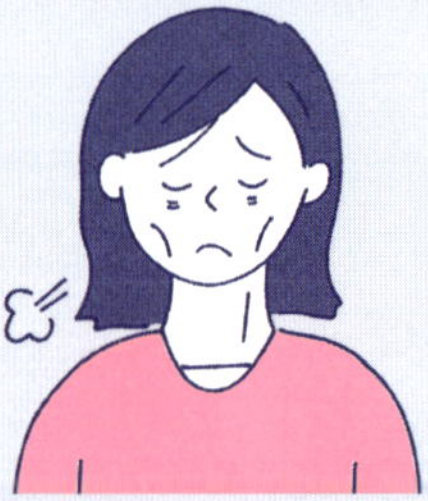

血虚体質の主な5つの症状とは？

- 爪が割れる、髪の毛が抜けやすい
- 頭がふらつく、めまい
- 目のかすみ、ドライアイ、目の疲れ
- 顔色が悪い、肌にツヤがない
- 寝つきが悪い・眠りが浅い・夢をよく見る・よく目が覚める

血虚タイプにおすすめの生活習慣

- **十分な睡眠で血を補充しましょう**
- **食生活をしっかり見直すことも大切**

無理なダイエットによる栄養不足や偏食による栄養の質の低下は血虚を引き起こす原因になります。

- **消費と供給のバランスを考える**

過度な運動などにより血の消費量が供給量を上回っているケースも。

- **胃腸を整え、血の生産工場を活性化**

食べたものから血を作り出す役割を担っているのが胃腸です。

血虚タイプの方におすすめの漢方薬2選

血虚には、血を補う作用のある漢方薬がおすすめです。

当帰芍薬散《とうきしゃくやくさん》

全身に大切な栄養素を与え、血行を良くするのと同時に、水分代謝を整えることで余分な水分をカラダから取り除いて、足腰の冷え症や生理不順を改善します。

加味帰脾湯《かみきひとう》

顔色が悪い、よく夢を見る、眠りが浅く何度も目が覚めぐっすり眠れない、年とともに眠れなくなった、疲れやすく疲れが取れないなどでお悩みの方に。

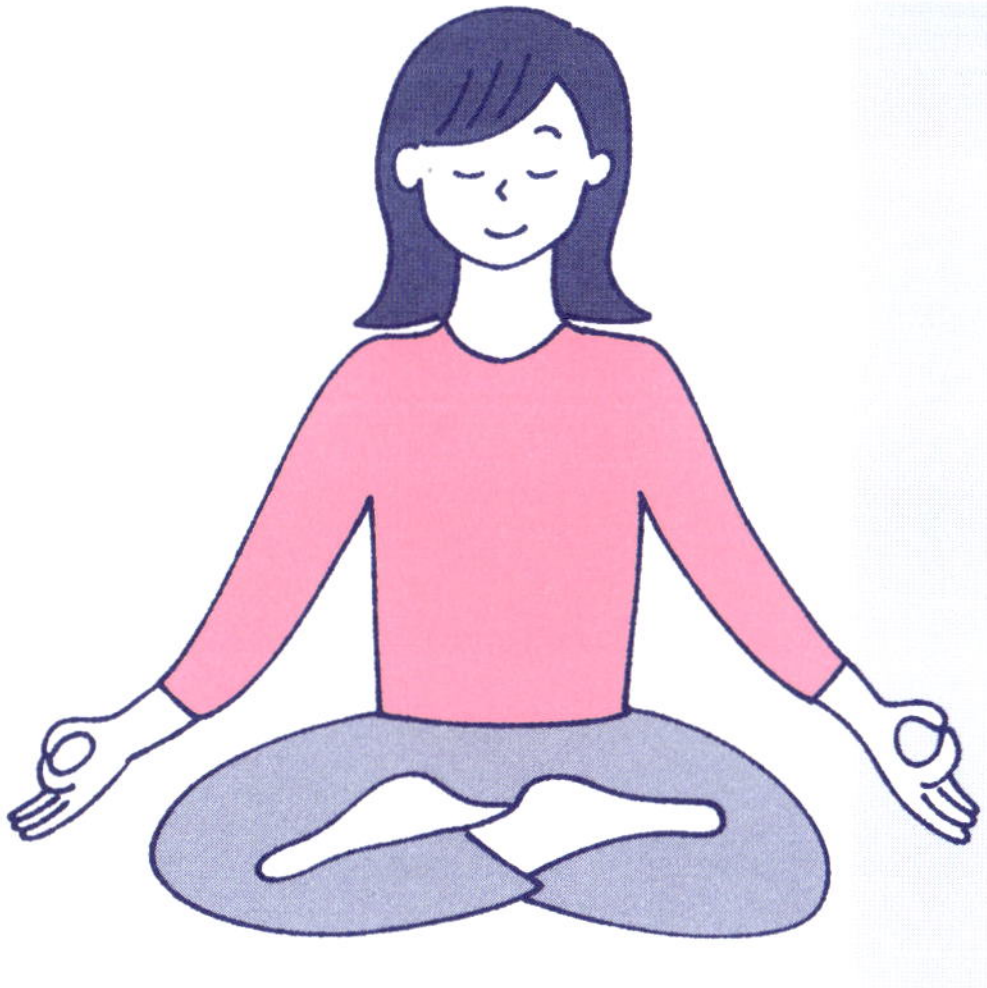

体質を知り免疫力アップ！

瘀血

「瘀血」のあなたは、肩こり・頭痛、手足の冷えに悩まされるタイプ

瘀血体質は血の流れが悪くなり、滞っている状態です。漢方ではカラダの栄養を「血《けつ》」と呼んでいます。血はカラダの物質を作るための原料になると考えられていて、血液だけでなく、皮膚や髪の毛、爪、筋肉、骨、臓器、さらにはホルモンに至るまで、カラダのあらゆる物質は血によって修復・増強され、健康な状態に保たれているとされています。

また栄養を届けると同時に、静脈血のようにカラダの不要なものを回収する役割も果たしています。血が正常に流れることで、カラダの栄養状態は保たれ、同時に浄化もスムーズに行うことができるのです。

瘀血になると血の流れが悪くなりカラダのあちこちで滞るため、さまざまなトラブルが起こりやすくなります。例えば、肩こりや頭痛、手足の冷えなどの症状に悩まされやすく、肌が青白く、あざができやすい、出血しやすい傾向があります。

瘀血の原因は、ストレスや冷え、運動不足などで血液の循環が悪くなることです。対処法としては、カラダを温めることやマッサージなどで血液の流れを良くすることです。また、生姜やにんにくなどの温性の食べ物を摂ることも効果的です。

瘀血体質の主な5つの症状とは？

- 手足の冷え、冷えのぼせ
- 肩こり、頭痛
- シミ、そばかす、クマ、くすみ
- にきび、イボなどの肌荒れ
- 生理痛、無月経、子宮筋腫などの婦人科系トラブル

瘀血タイプにおすすめの生活習慣

● 冷えは禁物！ カラダを温めて巡りを良く

カラダが冷えると血流が悪くなり瘀血になりやすくなります。

● 軽いストレッチで血流をアシスト

積極的に筋肉を動かしましょう。動かすことでポンプのような役割を果たし、血流をアシストしてくれます。

● 油脂の多い食事に注意する

揚げ物やお肉中心の食事、バターやラードなど脂肪の多い食品の摂りすぎは血流を妨げる原因に。

瘀血タイプの方におすすめの漢方薬3選

瘀血には、血の巡りを促す作用のある漢方薬がおすすめです。

桂枝茯苓丸《けいしぶくりょうがん》

血の巡りを良くすることで、手足の冷え、のぼせなどを感じる方の生理痛、月経不順、月経異常などを改善します。

桂枝茯苓丸料加薏苡仁《けいしぶくりょうがんりょうかよくいにん》

滞った血の巡りを促し、肌のターンオーバーを整え、シミをカラダの中から改善します。

桃核承気湯《とうかくじょうきとう》

血の流れを良くして、月経不順、月経困難症、月経痛などの症状をやわらげます。

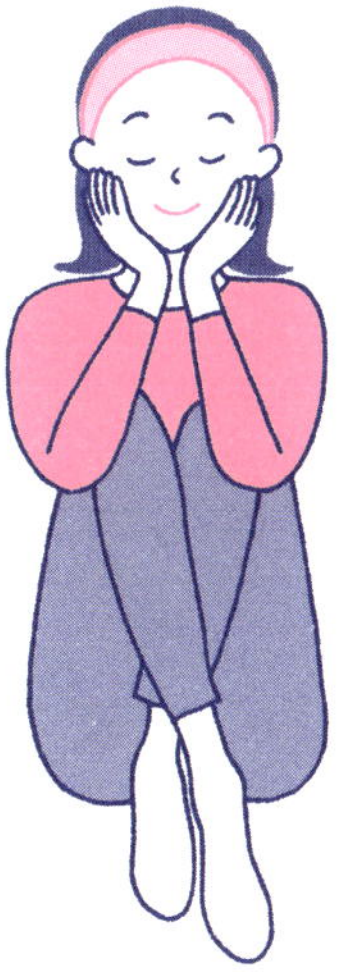

体質を知り免疫力アップ！

陰虚

乾燥する皮膚や粘膜、から咳が気になるタイプ

陰虚の方の体質はカラダの潤いである「水《すい》」が少なくなり不足している状態です。

「水」とは体液だけでなく、汗や唾液、胃液、腸液、分泌液や尿のような排泄液などカラダのすべての水分の総称です。水はカラダを潤す役割を担っています。臓腑や筋肉、皮膚、髪の毛、粘膜などを潤し正常に保ったり、関節を潤し円滑に動かす手助けをしたり、ときには尿や汗、鼻水となってカラダに溜まった老廃物を体外へ排出するなど幅広く活躍しています。

水が不足し陰虚の状態になると、カラダが乾燥し、あらゆるところで乾燥によるトラブルが起こりやすくなります。陰虚体質では、カラダの中の水分が不足しやすいため、特に喉や肌の乾燥が見られます。**この乾燥状態が続くと、内熱が生じ、ほてりや熱感などの症状があらわれてきます。**また、便秘や便の乾燥、足の皮膚の乾燥などの症状も伴います。

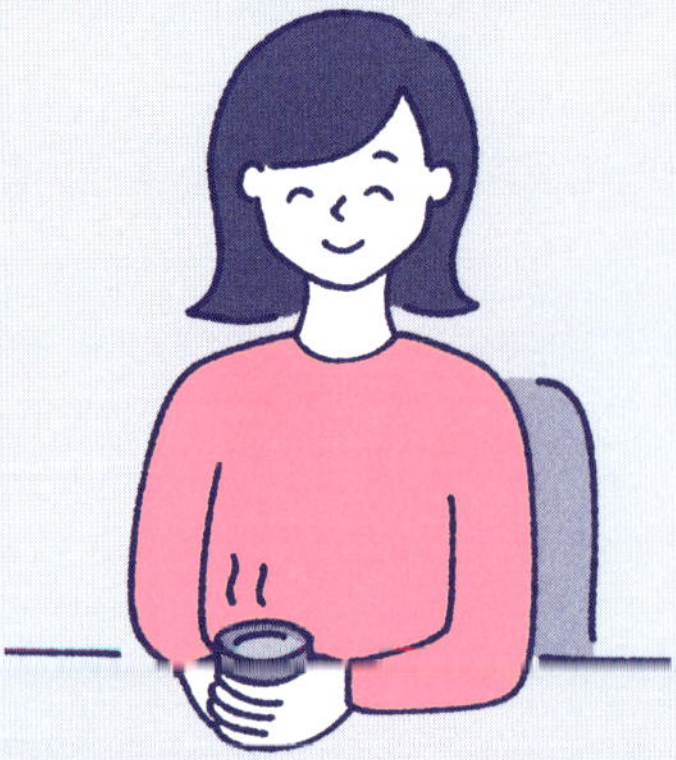

陰虚体質の主な5つの症状とは？

- 喉が渇いて水分を欲する
- 口の粘膜が乾燥する・鼻の粘膜が乾燥する
- 喉がイガイガする・咳が出やすくなる
- 皮膚が乾燥してカサカサになる
- 便が硬くなる・尿が少なくなる

陰虚タイプにおすすめの生活習慣

- 汗のかきすぎに注意して、こまめな水分補給を
- カラダの乾燥を助長するNG食材

辛い食べ物は発汗を促し、カラダを乾燥させやすくすると漢方では考えられています。生姜《しょうが》、胡椒《こしょう》、山椒、唐辛子などの香辛料の摂りすぎには注意しましょう。

- 酸味×甘味でカラダの潤いをサポート

漢方では“酸味”と“甘味”の組み合わせはカラダの潤いを補うといわれています。

陰虚タイプの方におすすめの漢方薬4選

陰虚には、体を潤すタイプの漢方薬がおすすめです。

知柏地黄丸《ちばくじおうがん》

「腎」の働きが低下した状態を改善する補腎薬を配合した処方です。排尿困難、頻尿などにも効果があります。特に、陰虚体質（ほてり、のぼせ、口渇）のある人におすすめです。六味丸同様、排尿困難に加え、熱感・のぼせ感がつらい方に用いられる処方になります。

杞菊地黄丸《こぎくじおうがん》

杞菊地黄丸は、六味丸に目に栄養を与える生薬が配合されているため、排尿困難のほか、疲れ目・かすみ目に用いる処方となっています。目に栄養を与えて目の症状も改善できる漢方薬です。

麦門冬湯《ばくもんとうとう》

から咳が続く、喉に痰がひっかかるような感じがして不快といった症状の方に。気道や気管支の粘膜まで潤し、から咳や気管支炎、しわがれ声の症状に効果があります。

六味丸《ろくみがん》

六味丸は、知柏地黄丸、杞菊地黄丸の中にも配合されている処方で、腎の機能が低下して排尿困難があらわれた方に用いられます。ほてりに関しては、効果はあるものの、熱を冷ます生薬はそこまで配合されていないため、熱感が激しい方には知柏地黄丸がおすすめとなります。

体質を知り免疫力アップ！

水滞

むくむ、重だるい、めまいがする、天気が悪いと体調がすぐれないタイプ

水滞体質はカラダの水の巡りが悪くなり、滞っている状態です。「水《すい》」とはカラダのすべての水分の総称で、体液だけでなく、汗や唾液、胃液、腸液、尿のような分泌液や排泄液なども入ります。水はカラダを潤す役割とともに、カラダに溜まった不要な老廃物を尿や汗、鼻水などとともに体外へ排出する役割も担っています。

水滞になるとカラダの水の巡りが悪くなるだけでなく、余分な水や老廃物がカラダのあらゆるところに溜まりやすくなります。そのため、全身のむくみ、カラダの重だるさ、めまい、胃腸の不調、天気が悪いと体調が悪くなるなど、さまざまなトラブルが起こりやすくなります。

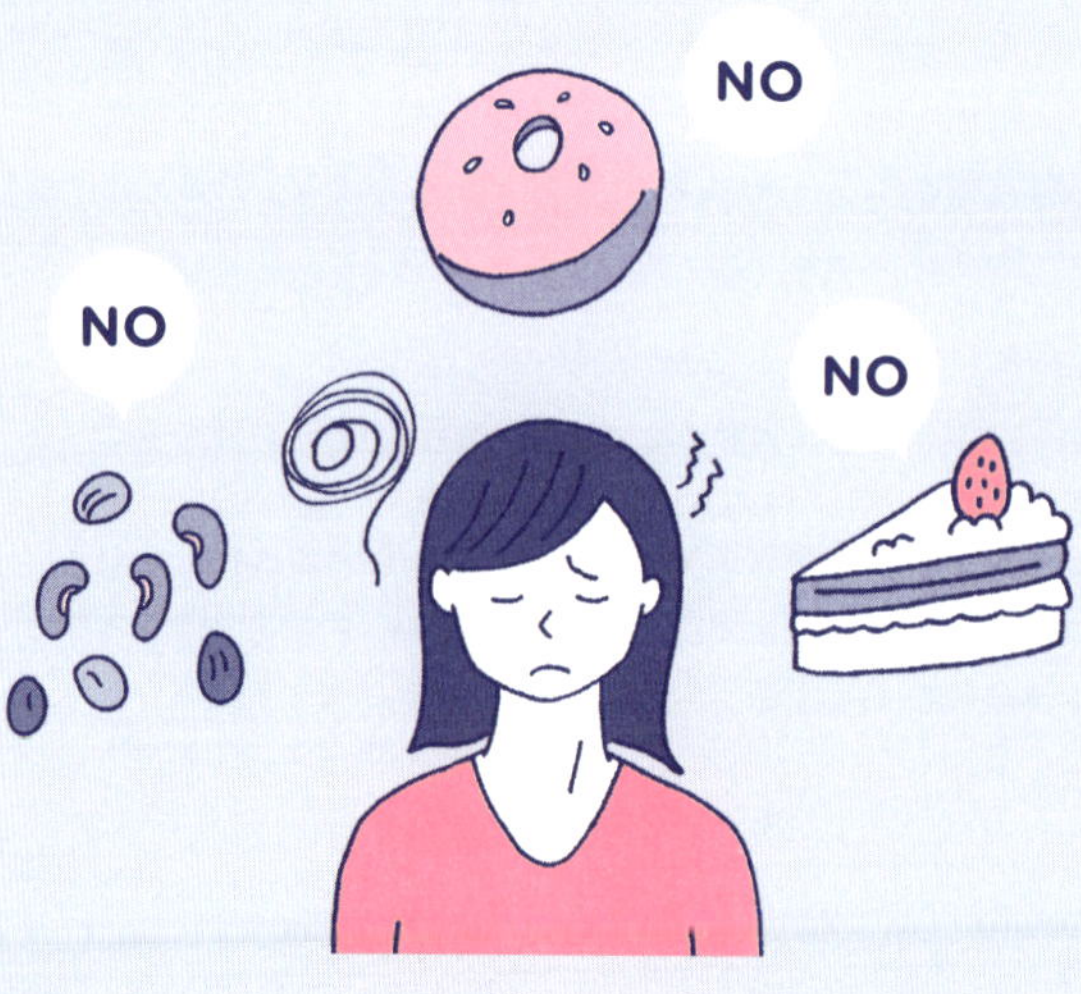

水滞体質の主な6つの症状とは？

- カラダがむくむ
- カラダが重だるい
- 頭帽感（頭がぎゅっと締め付けられるような、圧迫感のある痛み）や頭重感
- めまいがする
- 胃腸の不調
- 天気が悪くなると体調が悪くなる

水滞タイプにおすすめの生活習慣

- 水の飲みすぎには注意
- 甘いもの、油分の多いもの、ナッツ類の摂りすぎに注意
- 胃腸の調子を整え、水の巡りをサポート
- 舌の苔をチェックしてカラダの水分量を把握しよう

毎日朝起きたら舌の苔をチェックして、常にカラダの水分状態を把握する習慣を。

水滞タイプの方におすすめの漢方薬4選

水滞には、体を潤し、余分な水分を排出する作用のある漢方薬がおすすめです。

五苓散《ごれいさん》

五苓散は、カラダの働きを高めて、余分な水をカラダの外へ出す処方。余分な水だけを出すので、一時的に不要な水がカラダに溜まっているときに効果的な漢方薬です。口渇や尿量の減少があるような方に適しています。さまざまなむくみ（浮腫）、急性胃腸炎、下痢、暑気あたりなどに用いられます。

当帰芍薬散《とうきしゃくやくさん》

当帰芍薬散は、全身に大切な栄養素を与え、血行を良くするのと同時に、水分代謝を整えることで余分な水分をカラダから取り除いて、足腰の冷え症や生理不順を改善します。

苓桂朮甘湯《りょうけいじゅつかんとう》

体内で生まれた水分が頭部や精神・意識を管理する「心《しん》」に悪い影響を与えることで起こる不調に用います。胃腸の機能を高めながら、上半身の余分な水分を除くことで、めまい・立ちくらみ・耳鳴り・頭痛、動悸・息切れ・神経症の諸症状を改善します。

防已黄耆湯《ぼういおうぎとう》

消化吸収を助けながら、余分な「水《すい》」を取り除き、全身の機能を高める作用のある医薬品です。胃腸がきちんと機能することによって、カラダに必要なエネルギーを作り出します。また、余分な「水」を排泄することで、体を引き締め、水太りやむくみ（浮腫）を改善します。

漢方薬の正しい飲み方・飲みやすくする方法Q&A

漢方薬の基本的な飲み方や、味やにおいが苦手な人におすすめの飲み方などを紹介します。また、服用するタイミングや注意しておきたい点、保管方法についても解説しますので、参考にしてください。漢方薬を正しく飲んで、その効果を十分に生かせるようにしましょう。

Q1 漢方薬とは？

A 漢方薬は、薬効を持っている植物や動物、鉱物を、決められた分量で組み合わせて作られています。処方される人の体質や体型、自覚症状など、病気の状態を見極めながら使い分けます。虚弱体質に伴う病気や体力の低下、消化器の病気、アレルギー、ストレスで悪化する病気、更年期障害、月経痛、冷え症など、さまざまな病気や症状に使われます。漢方薬は、日本では治療効果のある医薬品として認められています。

Q2 漢方薬を上手に飲むコツは？

A 顆粒の場合、漢方薬を口に入れる前に、まず、水または白湯《さゆ》を口に含みます（この時点では水は飲み込みません）。漢方薬を口に含んだ水の上に落とし、その水と漢方薬を一気に飲みます。そのあと、もう一度水または白湯を飲みましょう。また、この方法が難しい場合には、ゼリーなどに混ぜて飲む方法も。お子さまが漢方薬を飲みにくい場合は、医師、薬剤師、登録販売者に相談して、服薬ゼリーや「おくすりパクッとねるねる」などに混ぜてから飲ませてみましょう。市販には、錠剤やゼリータイプの漢方薬が用意されていることもあります。ぜひ飲みやすい剤型を探してみてください。

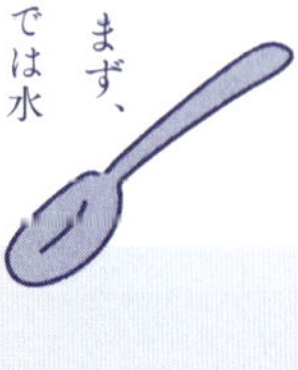

Q3 漢方薬はお茶や牛乳・ジュースなどで飲んでもよい？

A お茶や牛乳・ジュースなどは、薬のはたらきや吸収に影響を与えることがあります。薬といっしょに飲むことは避け、できるだけ水または白湯で飲むようにしましょう。

Q4 飲み忘れた分はまとめて飲んでもOK？

A 飲み忘れたからといって2回分を1度に飲むと、作用が強く出すぎるため、1回分だけ飲むようにしてください。その場合も一日2回服用の薬は次の服用までの間隔を6時間以上、一日3回服用の薬は4時間以上あけるようにしてください。

Q5 ほかの漢方薬といっしょに飲んでもよい？

A 複数の漢方薬を同時に服用してしまうと、それぞれの漢方薬に含まれる生薬のバランスが乱れ、適切な効果を発揮することができない場合があります。相反する効果を持つ漢方薬を併用してしまうと、それぞれの良い効果が得られない場合もあります。特に、甘草《かんぞう》、麻黄《まおう》、大黄《だいおう》、芒硝《ぼうしょう》、附子《ぶし》が含まれている漢方薬は、過剰摂取とならないよう注意が必要です。なお、漢方薬を併用する場合は、医師、薬剤師または登録販売者にご相談ください。

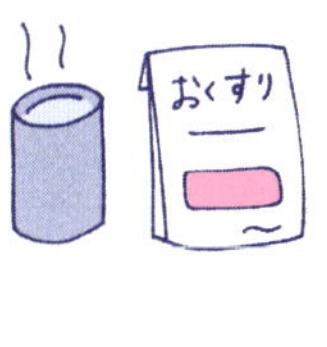

Q6 いつまで飲み続けるべき？

A 症状の度合いや期間の長さ、体質や生活習慣などによって効果の発現には個人差があります。添付文書をよく読んで服用してください。また、服用前の気になる症状がなくなったら服用を中止してください。気になる症状が残っていても、医師、薬剤師または登録販売者から服用中止の指示があった場合は、その指示に従い、服用を中止してください。効果が出ない場合は、継続か変更かの判断は医師、薬剤師または登録販売者にご相談ください。

Q7

妊娠中・授乳中でも漢方薬は飲める？

A

妊娠中のカラダはとてもデリケートです。赤ちゃんへの影響が大きい時期なので、どんな薬を服用する場合も必ずかかりつけの医師へ相談するようにしましょう。授乳中の服用については、お母さんと赤ちゃんの状態を総合的に判断する必要があります。例えば、構成生薬としてダイオウが配合されている場合、ダイオウの主成分であるアントラキノン誘導体は母乳中に移行して乳児に下痢を起こす可能性があることが知られています。ダイオウの入った漢方薬については授乳中は服用を避けるか、服用している間は授乳を一時中止するようにしましょう。くわしくは医師、薬剤師または登録販売者に必ず相談しましょう。

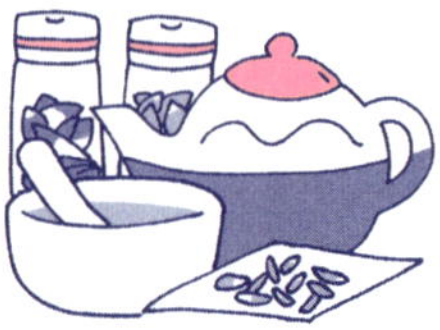

Q8

漢方薬はいつ飲むべき？時間（食前・食間・食後）の目安は？

A

一般的には、食前（食事の30分～1時間前）、食間（食事と食事の間のことで食後2時間ぐらい）、つまり、胃に食べ物が入っていないときに飲みます。用法・用量の記載を確かめて、その指示に従って飲んでください。何らかの理由で、どうしても食前や食間に飲めない場合は、医師、薬剤師または登録販売者に相談しましょう。

Q9

漢方薬の正しい保管方法

A

生薬・漢方エキス剤ともに風通しの良い、直射日光の当たらない湿気の少ない涼しいところに保管しましょう。品質を保持するため、また誤用を避けるため、他の容器に入れ替えないでください。

PART

2

春のすこやか漢方・薬膳生活

新学期や新しい生活など、環境の変化も人間関係の変化も多い春。ゆらぎがちな春の体調を整えるための、漢方・薬膳の知識をお伝えします。

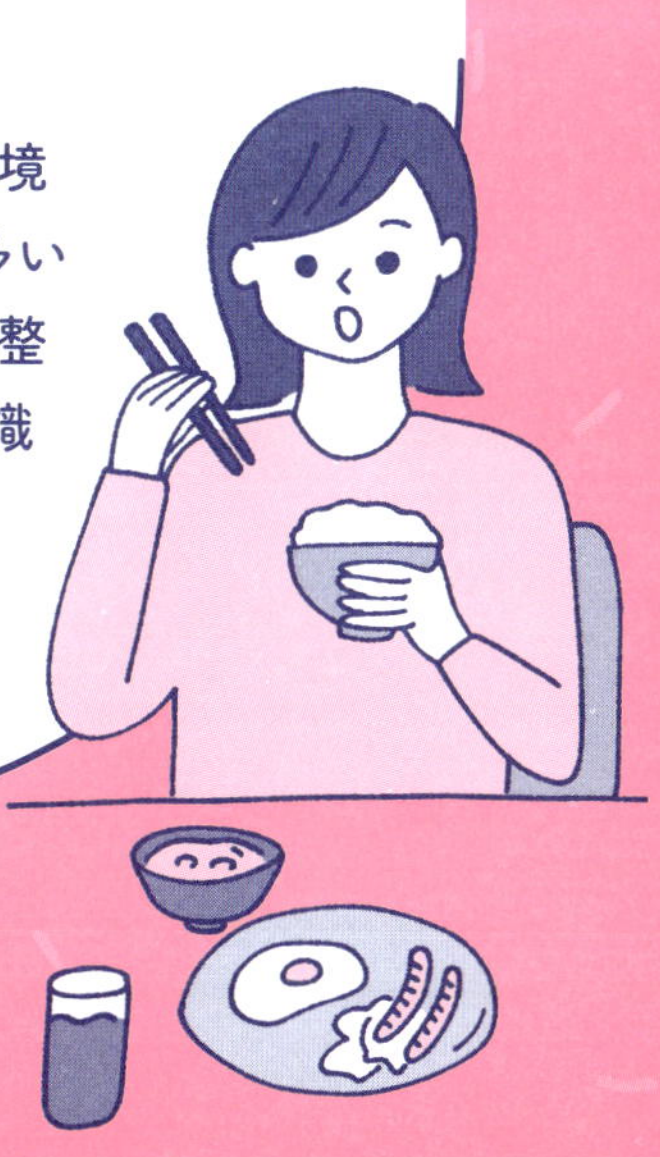

Spring

春

春のかゆみは人それぞれ。かゆみのもとになる乾燥を徹底ケア

長い冬が明けて春がやってくると、気になってくるのが「かゆみ」の症状。「日がかゆくてつらい」「鼻がムズムズする」「肌がカサカサしてかゆい」など、春のかゆみは人それぞれ違います。春のかゆみに対するセルフケアをご紹介します。

【かゆみ対策1】花粉やほこりは持ち込まない

春のかゆみの原因の多くは「花粉」と「ほこり」です。春のかゆみをやわらげるには、まずは原因になる花粉やほこりを持ち込まないことが大切です。

- **かゆみの原因になる花粉とほこりを家に持ち込まない**
- **マスクやメガネをしてカラダに入れないようにする**
- **洗濯物や布団はなるべく室内干しや布団クリーナーを使う**

春のかゆみの対処は早めが肝心！

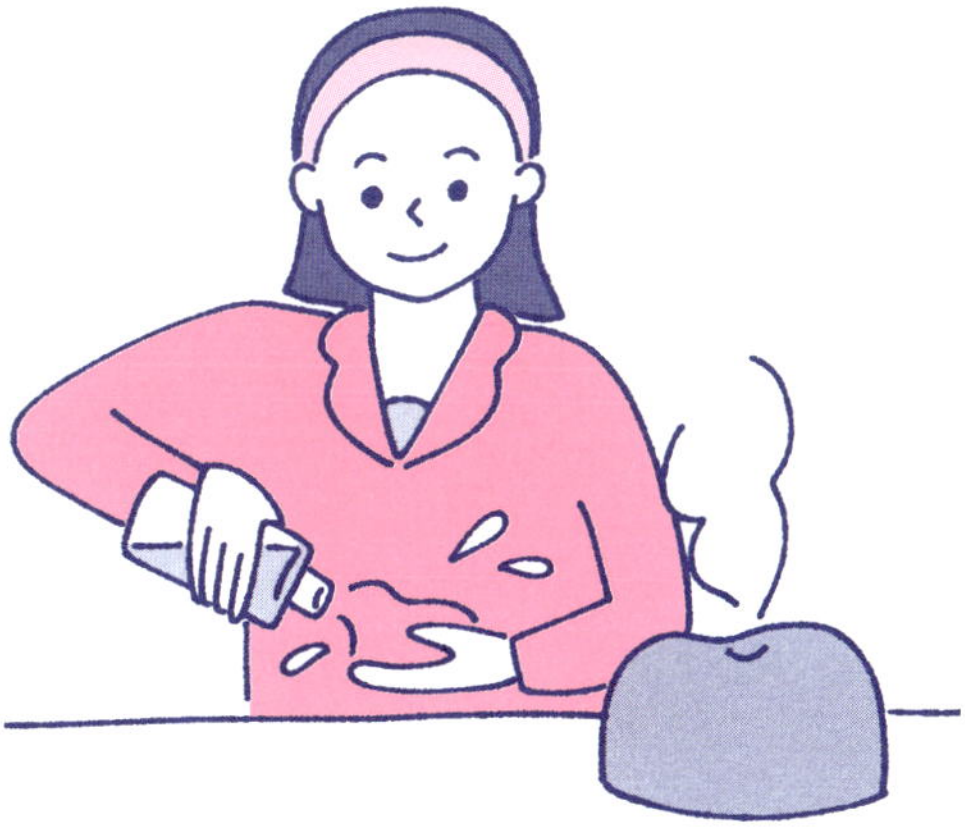

炎症によるかゆみがあるとき、または、粘り気のある鼻水があるときは、カラダに熱があるので、目が充血したりかゆくなったりします。顔に熱がこもっている場合におすすめの漢方薬としては、「荊芥連翹湯《けいがいれんぎょうとう》」があります。首から上にこもった熱を追い出して、**熱による炎症に効果がある漢方薬**です。また、鼻の通りを良くする働きがあります。

【かゆみ対策2】乾燥を徹底ケア

乾燥も実はかゆみの原因や悪化の要因に。乾燥した肌はバリア機能が低下して、かゆみや赤みなどの肌トラブルを引き起こしやすいのです。

- **春のかゆみは乾燥と紫外線に注意**
- **肌の乾燥を防ぐために保湿に力を入れる**

【かゆみ対策3】植物の力を借りてムズムズケア

アロマテラピーやハーブは西洋では医療現場でも使われている方法です。

- **鼻のムズムズにおすすめのアロマはユーカリ**
- **鼻のムズムズにはカモミール、ネトルのハーブティー**
- **目のお悩みにはアイブライト、ミント**
- **しそを料理に使ってみる**

セルフケアでは症状を抑えきれない場合には漢方薬という手もあります。漢方はかゆみを繰り返さないカラダへと導いてくれます。

Spring

春

イライラしやすい春には苦味・酸味・甘味のある食べ物を！

春になると、なんとなくイライラする、そわそわするという人は多いのではないでしょうか？

春は植物が芽を出し、土の中で眠っていた動物も目を覚まします。人間も植物や動物と同じように、外に出て活動したくなる季節です。春を穏やかに送るためには、漢方では、肝《かん》を落ち着かせることが大切です。春は、**肝の気が高ぶりやすい季節**です。肝の働きには、カラダの気《き》と血《けつ》を巡らせる、血を貯蔵する、精神を安定させる、目や筋肉に栄養を与える、などがあります。肝の気が高ぶると、カラダの上半身に症状があらわれやすくなるため、頭痛がしたり、イライラしたりします。また、入学・入社・転勤など新しい生活の中で人間関係などのストレスが増えるのも、ひとつの理由です。

肝の気が高ぶっているときは、気と血の巡りを良くすることが大切です。イライラしたときに摂っておきたい食材には、次のようなものがあります。

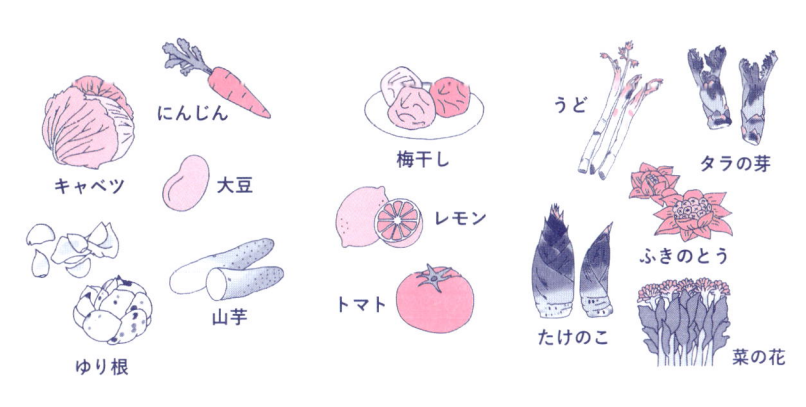

●苦味のある食材

春が旬で苦味のある食材は、冬の間に不足した栄養を補給し、カラダの中の老廃物を外に出す働きがあります。また、肝の気を整えるほかに、カラダの熱を冷ましたり、水分を外に排出するため、便秘を解消する働きもあります。苦味のある食材は、うど・タラの芽・たけのこ・ふきのとう・菜の花などです。

●酸味のある食材

酸味のある食材は、気の巡りを良くし、肝の気を整えます。酸味のある食材は、梅干し・レモン・トマトなどです。

●甘味のある食材

野菜や果物など自然の甘味がある食材は、脾の働きを助けてくれます。甘味の効能は、痛みをやわらげたり、筋肉の緊張をゆるめ、胃腸の働きを助けることです。甘味のある食材には、キャベツ、にんじん、大豆、ゆり根、山芋などがあります。

イライラが止まらないときにおすすめの漢方薬としては、**抑肝散加陳皮半夏《よくかんさんかちんぴはんげ》**、**半夏厚朴湯《はんげこうぼくとう》**、**加味逍遙散《かみしょうようさん》**、**柴胡加竜骨牡蛎湯《さいこかりゅうこつぼれいとう》**があります。

Spring 春

春の花粉症は4タイプ。タイプ別・おすすめの漢方薬でケア

最近では一年を通して花粉症でお悩みの方も多く、花粉症が慢性化し「慢性鼻炎」、さらには「副鼻腔炎」「蓄膿《ちくのう》症」などの重症ケースに進行することも少なくありません。スギ花粉など強烈でつらい症状を引き起こすシーズンものの花粉症は、飛散前の、症状が出ない頃から対策を講じることがとても重要です。

花粉症のなり始めに多い、鼻水がサラサラ透明の寒証タイプ

「**小青竜湯**《しょうせいりゅうとう》」。花粉症の初期だけでなく、ほこりやハウスダストなどが原因で起こるアレルギー性鼻炎の改善にも使える漢方薬。鼻かぜの改善にも。

鼻づまりが強い寒証タイプ

「**葛根湯**《かっこんとう》**加**《か》**川芎辛夷**《せんきゅうしんい》」。かぜ薬でお馴染《なじ》みの葛根湯にさらに生薬をプラスし、つらい鼻づまりを改善。

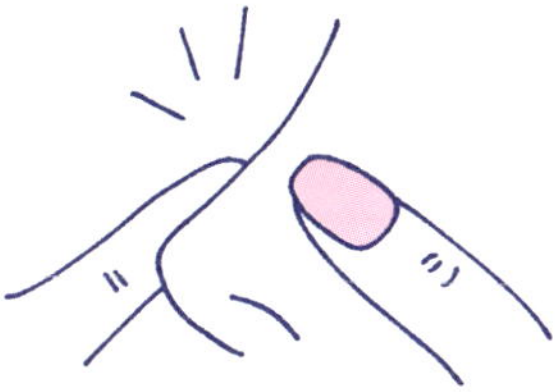

漢方薬の嬉《うれ》しい利点がもうひとつ。漢方薬には眠くなる成分が入っていないのも嬉しいところです。受験生や車の運転をされる方には特に漢方薬がおすすめです。

慢性鼻炎：鼻水がネバネバ黄色※の熱証タイプ

「**荊芥連翹湯**《けいがいれんぎょうとう》」。慢性化した熱証の鼻炎の代表的な漢方薬で、蓄膿症（副鼻腔炎）はもちろんのこと、慢性扁桃炎《へんとうえん》、にきびにも幅広く使われています。

※花粉症（アレルギー性鼻炎）の鼻水は水性鼻漏（水っぱな）とされているため、黄色いネバネバの鼻水は、厳密には花粉症ではありません。

慢性鼻炎：においがわからない熱証タイプ

「**辛夷清肺湯**《しんいせいはいとう》」。熱を冷ます作用に加え、呼吸器を潤す作用があり、乾燥感がある鼻づまりに効果があります。蓄膿症（副鼻腔炎）の改善にも。

鼻炎対策で一番重要なのは、今後アレルギーの原因となる物質に負けない「強いカラダ」を作ることです。そこでおすすめなのが「**補中益気湯**《ほちゅうえっきとう》」です。消化器系の機能低下、体力の低下・虚弱を回復させることを目標とした漢方薬です。胃腸機能が衰えて疲労感、倦怠感を訴える人で、平素から虚弱な体質、カラダが疲れやすくだるい、食欲がない、寝汗をかくなどの症状や病後の衰弱等に用いて効果があります。「補中益気湯」は胃腸の働きを高めて、カラダ全体を整え丈夫にします。

Spring 春

漢方で体内の水分バランスを整えて鼻づまり・花粉症・蓄膿症を改善！

花粉症の症状がひどくなると、膿《うみ》が溜まって蓄膿症（副鼻腔炎）になってしまう心配も。また、季節に関係なく鼻水がよく出るという方もいらっしゃるかもしれません。**漢方では花粉症や鼻づまりの症状を、カラダの一部に余分な水が溜まっている「水滞《すいたい》」の状態であると考えます。**必要なところに水分が少なく、特定の部分に溜まった水が溢《あふ》れ出すことで鼻水やくしゃみが出てしまうのです。

この状況に陥る原因のひとつに、カラダを巡るエネルギーである「気《き》」の不足によって、抵抗力も水分の巡りも悪くなっている可能性が考えられます。ストレスや疲れなどで不足した気を補い、巡らせながら、体内の水分バランスを整える必要があるでしょう。

鼻水の出方や症状の傾向に合わせて、おすすめの漢方薬があります。

暮らしをちょっとだけ見直して、鼻炎を予防！

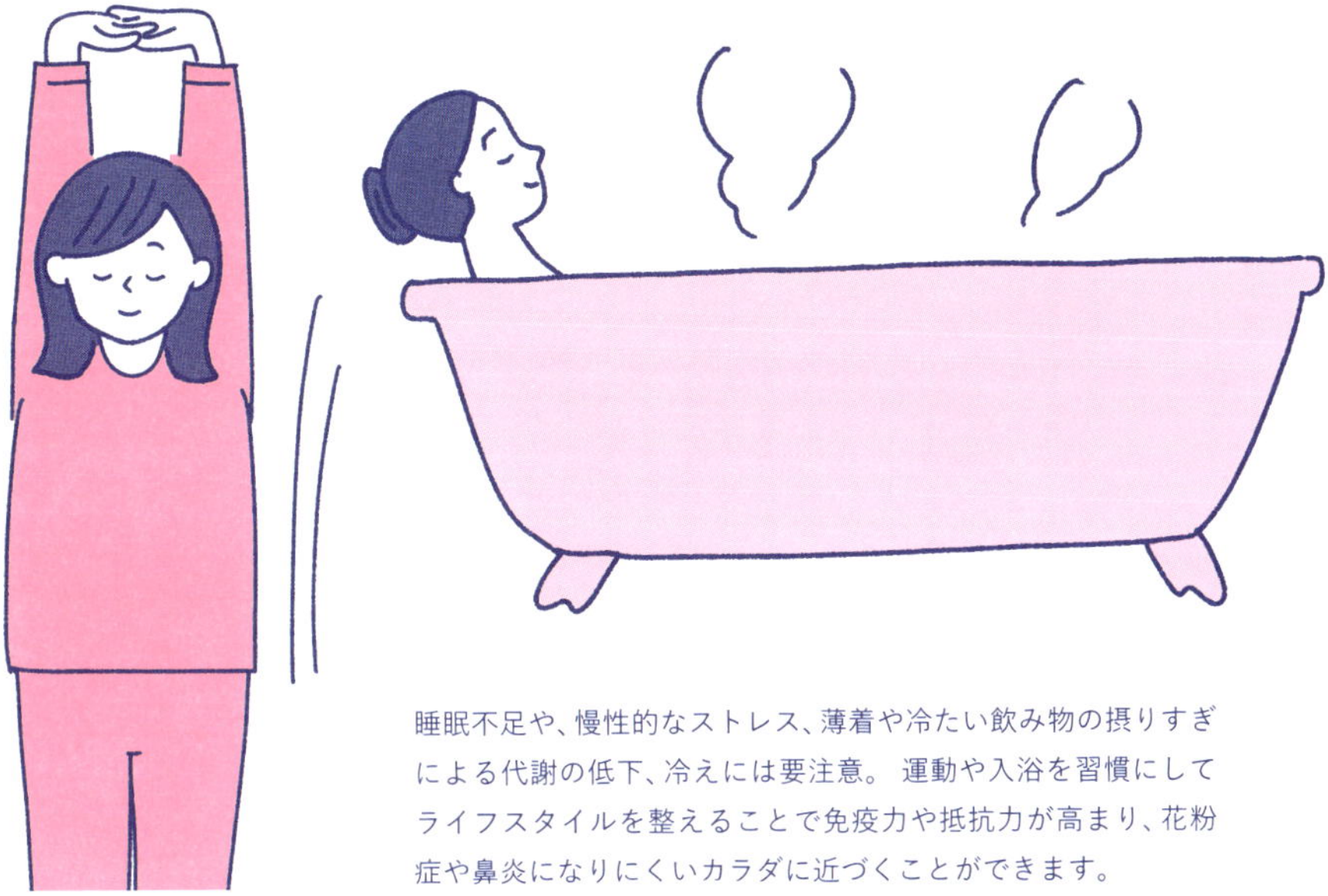

睡眠不足や、慢性的なストレス、薄着や冷たい飲み物の摂りすぎによる代謝の低下、冷えには要注意。 運動や入浴を習慣にしてライフスタイルを整えることで免疫力や抵抗力が高まり、花粉症や鼻炎になりにくいカラダに近づくことができます。

慢性的な鼻づまりや蓄膿症に

● 荊芥連翹湯《けいがいれんぎょうとう》

蓄膿症（副鼻腔炎）、慢性鼻炎、慢性扁桃炎などに使われます。カラダの余分な熱を冷ます働きもあるので、にきびの改善に使われることも。

症状や鼻づまりがつらいときに

● 辛夷清肺湯《しんいせいはいとう》

辛夷清肺湯は、呼吸器を潤す作用が期待できる漢方薬。鼻の乾燥を改善し、鼻づまりの症状に効果を発揮します。

花粉症や鼻水の症状がつらい人に

● 小青竜湯《しょうせいりゅうとう》

花粉症やアレルギー性鼻炎などの症状に使われることが多いのが小青竜湯。気管支炎、気管支喘《ぜん》息《そく》、むくみなどの改善にも使われる漢方薬です。

Spring 春

環境の変化によるストレスとうまく付き合うためには呼吸とヨガ

一概に〝ストレス〟といっても、ほとんどの場合、人によって受けるダメージには違いがあります。漢方ではこの違いは〝体質の違い〟からきていると考えます。

なぜ体質によって、ストレスに対する強さが違うのでしょうか。

漢方では、カラダは「気」「血」「水」の3つの要素で構成されていると考えられています。この3本柱は、生活習慣の乱れや食生活の偏り、環境の変化、ストレスなど日々の生活のささいなことが原因で、少しずつダメージを受けるといわれています。ダメージが蓄積すると、柱は弱り傾きます。そうなるとカラダはバランスを崩し、不健康な状態になってしまうのです。

気の柱を整えるためには「気」を巡らせることが大切です。

〝ストレスが溜まる〟と表現されるように、ストレスによるトラブルは気の巡りが滞って不要な悪い気がカラダに溜まることで起こるといわれています。気の巡りを良くすることで、良い気が全身の隅々まで巡るようになるだけでなく、ストレスな

しっかり改善したいならば漢方薬がおすすめ！
ストレスにピッタリの漢方薬5選

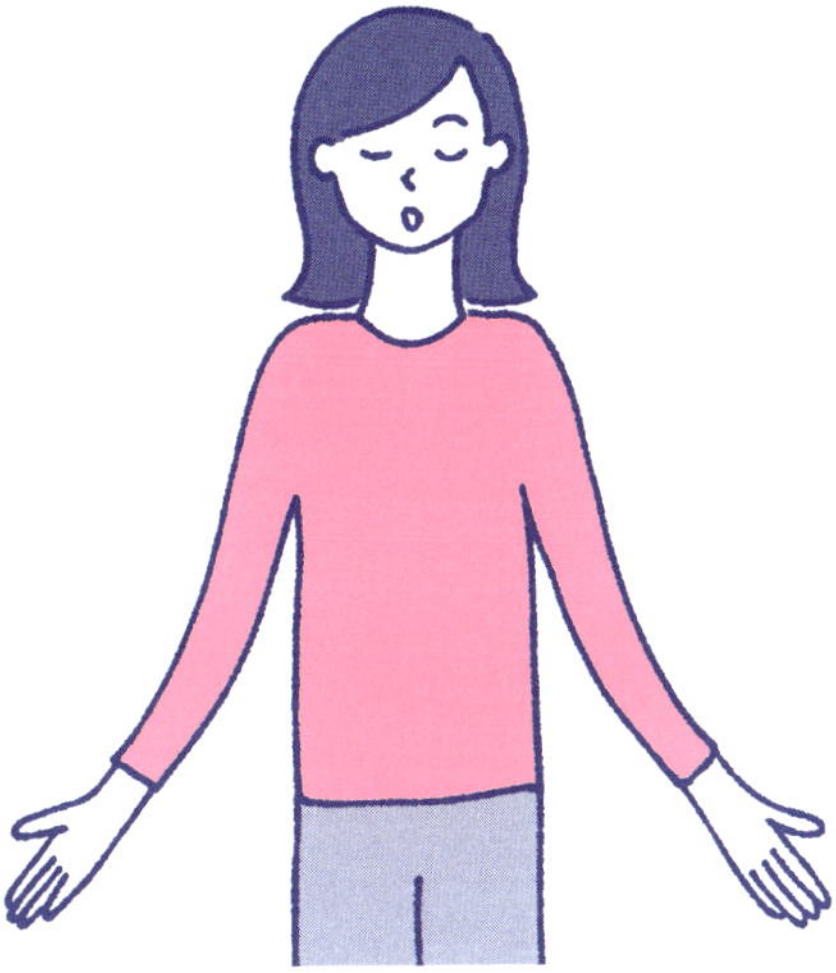

半夏厚朴湯《はんげこうぼくとう》	ストレスがあり、喉に異物感がある方に。
桂枝加竜骨牡蛎湯《けいしかりゅうこつぼれいとう》	ささいなことが気になる方に。
抑肝散加陳皮半夏《よくかんさんかちんぴはんげ》	神経が高ぶっていらだちやすい方に。
柴胡加竜骨牡蛎湯《さいこかりゅうこつぼれいとう》	精神的に不安定だったり、なかなか眠れない方に。
加味帰脾湯《かみきひとう》	ぐっすり眠れない方に。

どの不要な悪い気の停滞を解消することにもつながります。

【気の巡りを良くするポイント1】呼吸

呼吸は気の流れを整え、巡りを良くするとても良い方法です。意識して吐くことで、カラダの中に溜まった不要な悪い気を吐き出しましょう。

【気の巡りを良くするポイント2】ヨガ

ポーズだけでなく呼吸法をしっかり意識するハタヨガは気の流れを整え、全身の気の巡りを良くするのにピッタリの方法です。

今まで生きてきた環境は十人十色。そのため、柱の状態もひとりひとり違います。漢方では、この柱の状態の違いが〝体質の違い〟であり、同時に、ストレスに対する強さの違いでもあると考えています。

Spring 春

不眠の原因はストレスor栄養不足。睡眠の質を高める食材を摂ろう

健康的な生活を送るためには、質の高い睡眠が必要です。なぜなら、良質な睡眠をとることが一日の疲れの回復や、免疫力の向上につながるからです。しかし、厚生労働省の令和元年（2019年）国民健康・栄養調査報告によると、40~49歳の半数近くの睡眠時間が6時間未満であることが報告されています。（注1）

働き盛りといわれる年齢にある多くの方の睡眠時間は不足していると考えられます。

（厚生労働省：第3部 生活習慣調査の結果 第79表　1日の平均睡眠時間―1日の平均睡眠時間、年齢階級別、人数、割合―総数・男性・女性、20歳以上（P185）　注1：5時間以上6時間未満が36・5%、5時間未満が11・2%。合計すると47・7%）

漢方で睡眠は、精神や意識と関係のある五臓の「心《しん》」との関連が深く、過度なストレスがかかったり、胃腸の不調などで栄養不足になると、心の働きが乱れ不眠の症状が出やすくなります。漢方による不眠のタイプは大きく分けて2種類あります。**漢方による睡眠の質を改善する食材**もタイプ別に紹介します。

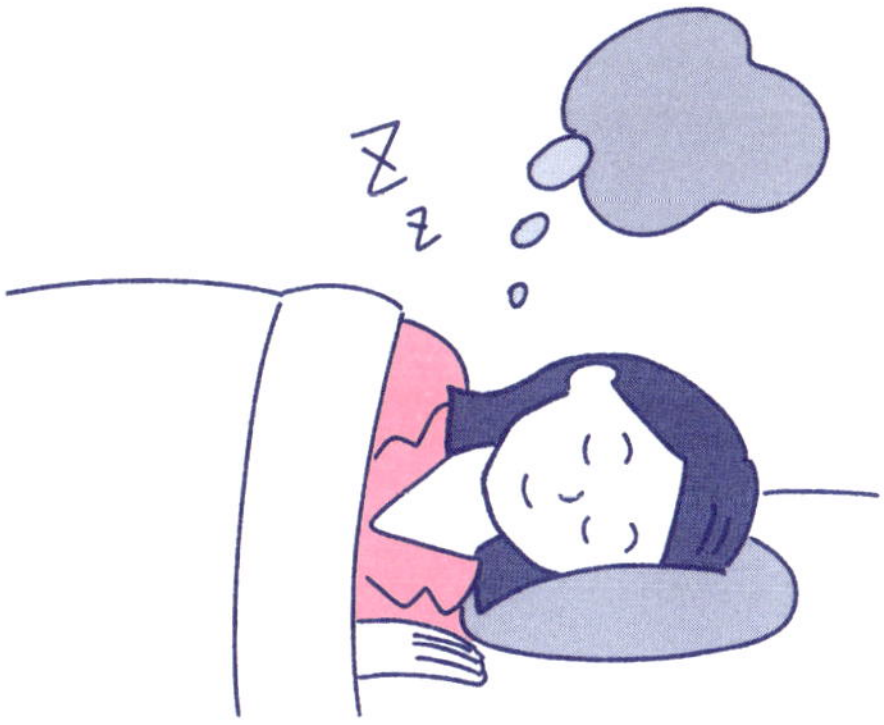

眠りに悪影響を与える原因には、ストレス、アルコールやカフェインの摂取、食生活の乱れなどがあります。アルコールは寝つきをよくしますが、量によっては眠りの質を低くします。一日中、心配事が頭から離れなかったり、仕事中に感じるストレスなどは眠りの質を下げる要因です。

1．ストレスタイプ

過度なストレスなどが原因で、自律神経が興奮して寝つきが悪くなるタイプ。症状として、イライラして眠れない、怒りっぽい、のぼせやすく末端が冷えやすい、頭痛・めまいなど上半身に不調があらわれやすいといったものがあります。

ストレスによる自律神経の興奮を抑えて、熱を取り除くことが必要です。ストレスを発散する食材は、しそ・らっきょう・春菊。カラダの熱を冷ます食材は、豆腐・緑茶・苦瓜などです。

2．栄養不足タイプ

胃腸の消化吸収不良や過労などが原因で栄養不足になり、眠りが浅くなり熟眠感が得にくいタイプ。症状としては、夜中に何度も目が覚める、夢が多い、落ち込みやすく、不安感が強い、胃腸の調子が悪いなどがあります。

心における血の役割は、心の活動（意識・精神活動）を満足に行うための栄養です。そのため、心の血が不足すると、精神的に不安定となったり、睡眠にも影響が出ます。血は胃腸で作られるため、胃腸を元気にして、足りない血を補うことが必要です。胃腸を元気にする食材にはさつまいも・鶏肉などがあります。また血を補ったり精神を安定させる食材は牡蠣《かき》・ゆり根などがおすすめです。

春は「風邪《ふうじゃ》」と「肝《かん》」に気をつけて！ 春の悩みに取り入れたい漢方薬

春は、多くの人にとって季節の変わり目に対応するのが難しく、自律神経のバランスが乱れやすくなる季節でもあります。

漢方では、春は「**風**」の季節といい風の影響を受けやすいと考えられています。「風」の中でも人体に悪い影響を与えるようになったものが「風邪《ふうじゃ》」となります。例えば、風によって運ばれる花粉やほこりなどは風邪《ふうじゃ》の影響です。これらによって、鼻づまりや鼻水・くしゃみが止まらない、皮膚や目がかゆくなるなど、カラダの上部に症状が起こりやすくなります。

このほかにも、ストレスや感情の高ぶりなどによって体内で吹き上がるように発生する風邪も存在します。

春を快適に過ごすための漢方薬には、体内の風邪に対応できる処方としては**抑肝《よくかん》散加陳皮半夏《さんかちんぴはんげ》**。花粉など外界の風邪となるとまったく異なる処方になり、花粉症であれば**小青竜湯《しょうせいりゅうとう》**、**荊芥連翹湯《けいがいれんぎょうとう》**などです。

●抑肝散《よくかんさん》加《か》陳皮《ちんぴ》半夏《はんげ》

体力中等度をめやすとして、やや消化器が弱く、イライラしたり、怒りっぽくて神経が高ぶっている方の神経症、不眠症などに。更年期障害など女性の症状にもよく利用されます。

●小青竜湯《しょうせいりゅうとう》

「水《すい》」によって冷えたカラダの部分を温めながら水分代謝を促すとともに、「気《き》」を動かして、鼻水（鼻汁）・くしゃみなどの鼻症状を抑える作用があります。

●荊芥連翹湯《けいがいれんぎょうとう》

余分な熱を冷やして追い出すとともに、鼻の通りを良くするという特徴があります。また、「気」を巡らせることで、鼻づまりを改善していきます。

また、春は五臓の「肝《かん》」の負担が大きくなりやすい季節です。肝の気が高ぶると、イライラする、不安になる、眠れなくなるといった症状が起こります。多くの人にとっては季節の変わり目に対応するのが難しく、自律神経のバランスが乱れやすくなる季節です。

ストレスによる精神不調に対応できる処方としては、**半夏《はんげ》厚朴《こうぼく》湯《とう》**、**柴胡《さいこ》加《か》竜骨《りゅうこつ》牡蛎《ぼれい》湯《とう》**、**抑肝散《よくかんさん》加《か》陳皮《ちんぴ》半夏《はんげ》**があります。

COLUMN

更年期の不眠の原因とは？
漢方で改善！

女性の更年期の症状には、イライラする・不安で眠れない・心身ともに疲れて眠れない、などがあります。更年期の不眠の治療には漢方薬が使われることも多く、それぞれの女性の体質や症状に合わせて処方されます。

加《か》味《み》帰《き》脾《ひ》湯《とう》

体力は中等度以下で、血色が悪く、精神不安があり、微熱や寝汗がある方に向いている漢方薬です。更年期世代の方で、不安感がある・倦怠感がある・寝つきが悪い・眠りが浅い・疲れやすい・やる気が出ないといった方によく処方されています。不安を取り除く作用や自律神経を調節する作用があるので、更年期の不眠にも効果を示すと考えられています。

不眠には、次のような漢方薬もよく利用されています。

抑《よく》肝《かん》散《さん》加《か》陳《ちん》皮《ぴ》半《はん》夏《げ》

体力は中等度で、神経が高ぶりイライラしたり、消化器が弱い方に向いています。

天王《てんのう》補《ほ》心《しん》丹《たん》（天王《てんのう》補《ほ》心《しん》丸《がん》）

体質虚弱な人の、不眠・不安感・息切れ・動悸などの症状の改善に効果があります。

柴《さい》胡《こ》加《か》竜骨《りゅうこつ》牡《ぼ》蛎《れい》湯《とう》

体力は中等度以上で、不眠・動悸・精神不安などがある方に向いています。

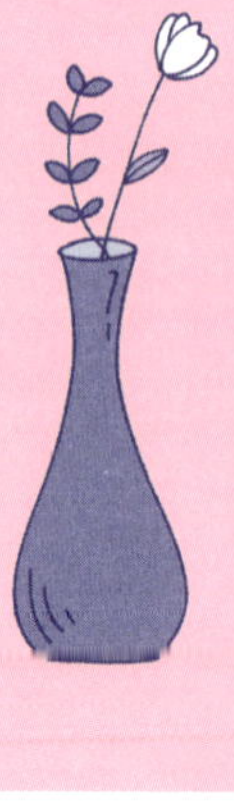

漢方では、不眠の原因は、ストレスなどによって生じる自律神経系の乱れと栄養不足として捉えています。「気の巡り」を改善し、自律神経系を整える、「血」を補って栄養不足を改善することで不眠を改善します。

PART

3

夏のすこやか漢方・薬膳生活

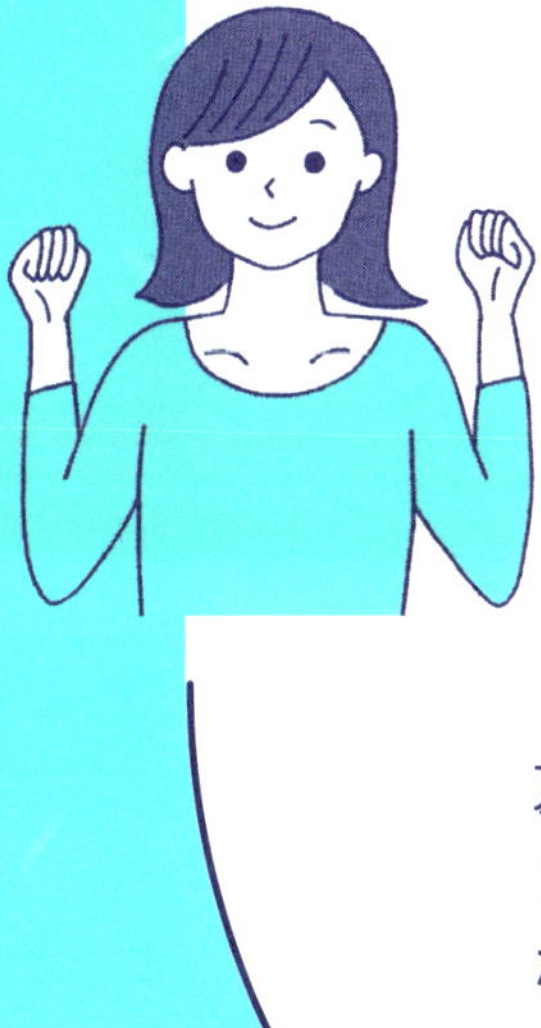

夏は汗をかいて水分不足になったり、エアコンの効いた場所で冷えたりと自立神経も乱れがち。夏のカラダの疲れにも、漢方の知恵で対処しましょう。

Summer

夏

夏になると疲れが取れない・だるい！あなたの「疲れ・だるさタイプ」をチェック

夏に感じる重だるさの原因は、暑さによる消耗や食欲不振、屋内の冷房による外気との気温差や高い湿度などにより、カラダの中の「気」「血」「水」のバランスが崩れることがひとつの原因と漢方では考えられています。一言に「だるい」といっても、症状には違いがあります。

【胃腸疲れタイプ（脾気虚）】

●食欲が落ち元気が出ない　●疲れやすい　●すぐに横になりたくなる

漢方では、夏は「脾」（胃腸の働き）の機能が低下しやすいと考えられています。**脾（胃腸）は湿気が苦手で、梅雨や夏の高温多湿な気候で弱ってしまう**というわけです。また、厳しい暑さのため、冷たい飲み物やアイスなどを食べる機会が増えることも、胃腸に負担をかけ消化機能の低下に拍車をかける原因に。

おすすめの漢方薬…「補中益気湯《ほちゅうえっきとう》」「六君子湯《りっくんしとう》」など。

夏の疲れ・だるさ予防の生活ポイント3つ

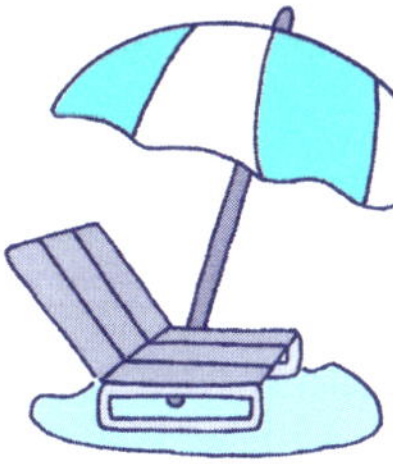

ポイント1：この時期に汗をしっかりかく
冷房対策はマスト。夏こそ冷えに気をつけましょう。
緊急用としてカイロを使うという手も。

ポイント2：湯船を面倒くさがらない
冷房で冷えたカラダを芯から温めるのに湯船は最適。

ポイント3：胃腸を労る食生活を意識
薬味（ねぎ・生姜・しそ・ごま・みょうがなど）は漢方的にも良い食材が多く、適度に食欲を刺激します。
暑いからといって冷たいものの食べすぎには注意を。

【冷房負けタイプ（気血両虚）】

●夏でも手足が冷える　●冷房が効いた部屋にいると気分が悪くなる
●食欲が落ち、栄養不足を感じる

食欲が落ち、栄養不足による「血」の不足が生じるだけでなく、厳しい暑さの屋外と冷房の効いた涼しい屋内とを行き来することは、カラダには負担になります。

おすすめの漢方薬：「人参養栄湯《にんじんようえいとう》」など。

【水分摂りすぎタイプ（水滞）】

●むくみが気になる　●頭痛やめまいを感じる
●ふらふらすることがある

漢方では、湿気は体内に余分な水分を溜め込み悪影響を及ぼすと考えます。湿度が高い日本の夏は、「水」を溜め込みやすい環境といえます。余分な「水」がカラダに溜まると、**むくみとなってあらわれます**。また、**「水」が頭部で滞ると、頭痛やめまいを引き起こす**と考えます。

おすすめの漢方薬：「五苓散《ごれいさん》」「藿香正気散《かっこうしょうきさん》」「苓桂朮甘湯《りょうけいじゅつかんとう》」など。

Summer

夏

漢方では「夏バテ」＝「胃腸の弱り」。元気な胃腸を作れば回復可能

夏の季節の特徴は高温多湿。カラダには健康のために〝最適な温度〟と〝最適な湿度〟がありますが、〝過剰な暑さ〟や〝過剰な湿気〟は百害あって一利なし。夏にはこの過剰な2つの気候の影響がカラダに襲いかかるため、体調が崩れ、さまざまな症状を引き起こしやすくなるのです。

漢方の世界では、カラダの中で夏の過酷な暑さと湿気によって一番ダメージを受けやすいのは「胃腸」だと考えています。夏バテの代表的な症状である〝食欲がなくなる〟、〝カラダが重だるい・全身の倦怠感〟、〝やる気が出ない・無気力〟、〝下痢・便秘〟などは、実は漢方の目線から見ると、すべて「胃腸の弱り」からくる関連症状。

つまり、**漢方流に考えると「夏バテ」＝「胃腸の弱り」**といっても過言ではありません。そこで、胃腸を元気にする漢方薬をご紹介します。

夏バテの代表的な症状

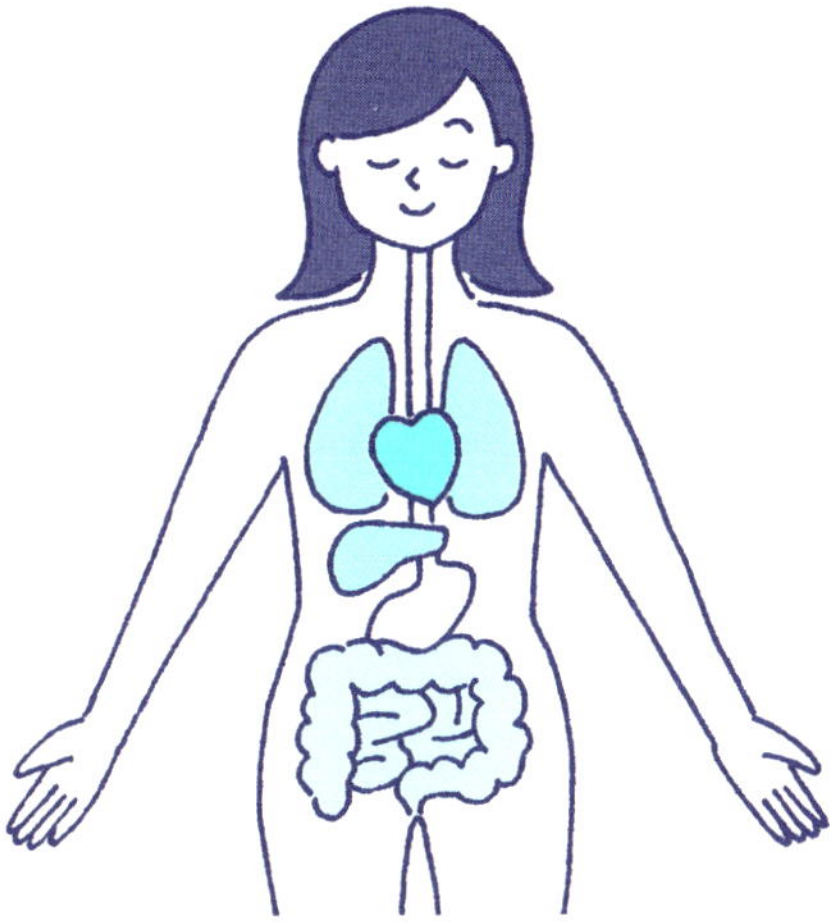

- □ カラダが重だるい・全身の倦怠感
- □ やる気が出ない・無気力
- □ 食欲がなくなる
- □ 下痢・便秘
- □ カラダが熱っぽい・のぼせ
- □ めまい・立ちくらみ
- □ 頭痛
- □ むくみ

●藿香正気散《かっこうしょうきさん》…胃腸が弱い体質で、冷房等により体調が悪くなって発熱したりする、いわゆる夏かぜや、感冒、暑さによる食欲不振、急性胃腸炎、下痢、全身倦怠感に。

●補中益気湯《ほちゅうえっきとう》…元気が出ない、カラダがだるく疲れやすい、胃腸が弱って食欲がないときに。

●五苓散《ごれいさん》…カラダがむくむ、水様性の下痢が続く、飲みすぎで二日酔い、頭痛などの症状に。

●人参養栄湯《にんじんようえいとう》…カラダがだるく疲れやすい、胃腸が弱って食欲がない、貧血気味、手足も冷えるときに。

●六君子湯《りっくんしとう》…胃腸が弱って食欲がない、吐き気がある、みぞおちがつかえる、消化不良、カラダが疲れやすい人に。

漢方の世界で胃腸を元気にしてくれるといわれる代表は有名な高麗人参《こうらいにんじん》です。昔から漢方の本場中国では胃腸が弱ったときやカラダが疲れたときには高麗人参を好んでよく飲み、健康なカラダに整える習慣があります。

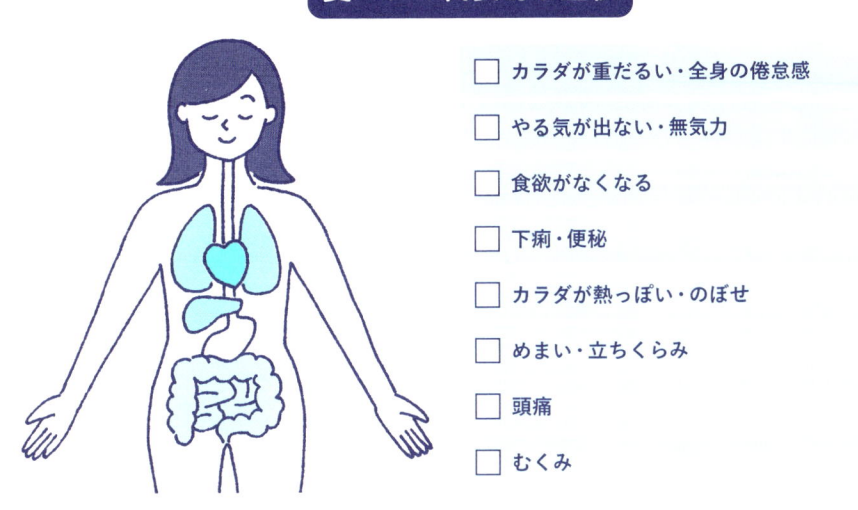

Summer 夏

ハーブのチカラでカラダの熱を発散！夏バテ症状におすすめのハーブ5選

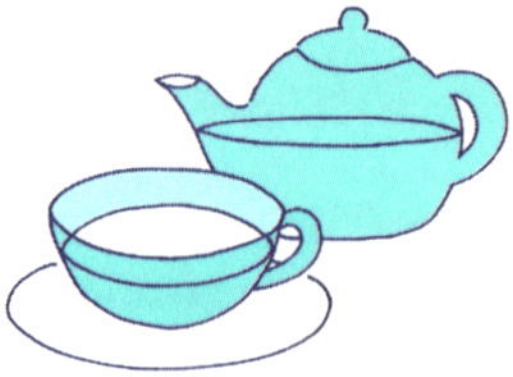

夏は、漢方の考え方では「心」に負担がかかる季節です。心は、心臓や自律神経に影響を与えます。**心の負担を減らすためには、カラダの中にこもった熱を発散させ、リラックスすることが大切です。**ただし、暑いからといって冷たいものを摂りすぎるとカラダの不調につながります。ハーブの味や香りで、夏の湿気や暑さなどによるカラダのだるさや食欲不振などを解消していきましょう。**カラダにこもった熱を冷ますためには、ハーブを使った飲み物がおすすめです。**また、カラダの中に湿気が溜まりやすい体質の方には、発汗作用や利尿作用のあるハーブもあります。夏は、頭に熱が上がりやすいため、リラックスできるハーブも利用しましょう。

カラダにこもった熱を取る：レモンバーム、カモミール

● **レモンバーム** 柑橘系の香りは気分をリフレッシュさせてくれます。気持ちを落ち着かせてくれるため、お休み時におすすめです。漢方でも柑橘系の香りはストレ

夏バテ解消におすすめの漢方

補中益気湯《ほちゅうえっきとう》

胃腸の働きが悪く、食欲がない、食事がおいしくない方に処方されます。気(エネルギー)が不足している方、疲れが取れない・汗をかきやすい・息切れがする・下痢をしやすいなどの症状が起こる方に適しています。胃腸の働きをよくするため、カラダ全体の疲労倦怠感の改善にも効果が期待できます。

十全大補湯《じゅうぜんたいほとう》

病後の体力低下や手足の冷えなど気と血の不足がある方に適しています。気と血を補うことにより、カラダの疲れや冷えなどを改善してくれます。胃腸の働きを良くするため、食欲不振なども改善できます。貧血のある方にも適しています。

スを発散する作用があると考えています。

●**カモミール**　気持ちを落ち着かせる、カラダの炎症を抑える作用があります。リラックス作用があるため、ストレスによる胃痛や不眠などの改善に利用されます。温める作用があるため冷え症や生理痛などがある方にもおすすめです。

カラダの発汗や利尿作用：エルダーフラワー、ハイビスカス

●**エルダーフラワー**　発汗・利尿作用があります。カラダの中の余分な水分を外に出す働きがあり、カラダの冷えの改善にも効果があります。イライラするなど、気滞タイプの方にもおすすめです。

●**ハイビスカス**　便秘改善や利尿作用があります。カラダが疲れたときや、目が疲れたときにも利用できます。カラダの中に余分な水分が溜まる水滞タイプの方にもおすすめです。クエン酸などを含有し酸味があるため、運動したときの疲れにも。

食欲不振に：ペパーミント

●**ペパーミント**　すっきりとした香りは、気分をリフレッシュさせてくれます。食欲不振や消化不良などにも利用できます。カラダがだるいときや、眠気があるときにもおすすめです。

Summer
夏

タイプ別の夏バテ対策&冷房病対策。とにかく3首（首、手首、足首）を冷やさない

毎年夏バテや冷房での体調不良に悩まされてはいませんか？　セルフケアで夏バテや冷房病（冷房による体調不良）に悩まない夏を目指してみましょう。対策法としては、まずは夏バテになりにくい体質にカラダを改善していくことが重要です。タイプごとに食事や生活の見直しを検討してみましょう。

①熱症状が強いタイプ

環境の暑さを受けてカラダに余分な熱が溜まっている状態です。発熱、ほてり、イライラなどの症状が出やすくなります。夏野菜などのカラダの熱を冷ます食材を取り入れましょう。きゅうり、ゴーヤ、トマト、スイカ、緑茶などがおすすめです。

②潤いの消耗が激しいタイプ

暑さの影響で汗をたくさんかいたり、熱で潤いが干上がったりして乾燥している状態です。多汗、口渇、倦怠感、乾燥肌などになりやすいです。潤いを補う食材を

冷えを予防する生活習慣

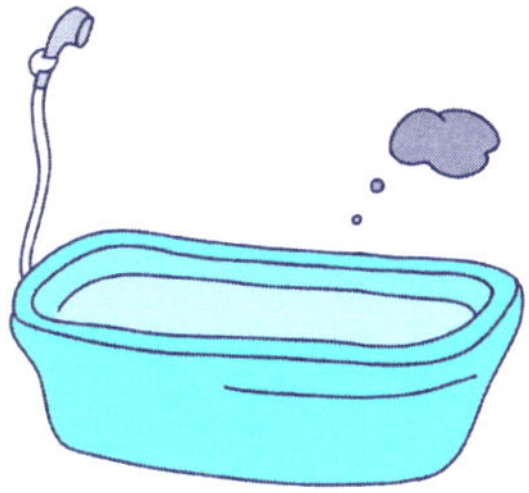

夏でも薄着になりすぎない

特に3首(首、手首、足首)や背中の肩甲骨の間などは冷やさないようにショールやカーディガンなどを使用するのがおすすめです。冷えやすい方は、夏場でも足首まで丈がある靴下を選んでください。お腹が冷えやすい方は腹巻きも活用して胃腸を冷やさないように心がけましょう。

軽くカラダを動かして汗をかく

じんわり汗がにじむ程度の運動でもよいので、汗をかけるカラダへ徐々に慣らしていきましょう。歩くときに早歩きにしてみる、家でスクワット運動を行うなど、手軽に取り組めるもので構いません。

シャワーだけで済ませずお風呂に入る

38°Cくらいの心地良いと感じる温かさのお湯にゆっくりつかりましょう。副交感神経が優位になって、手足へも血流が巡りやすくなります。お湯の中で足の裏やふくらはぎをマッサージするのも◎。

積極的に摂りましょう。水分・ミネラル補給も忘れずに。レモン(はちみつ漬けだと◎)、桃、りんごなどの甘味と酸味のある果物などがおすすめです。

③水分代謝が弱いタイプ

多湿な環境ではカラダに余分な水が溜まりやすく、むくみや胃腸機能の低下、重だるさなどが生じやすくなります。胃腸の働きを整える食材を摂りましょう。このタイプの場合は、飲み物や冷たいものの摂りすぎにも要注意です。きゅうり、冬瓜、キノコ類、もやし、小豆、大豆、ハトムギ茶などがおすすめです。

冷房病は別名クーラー病ともいわれる夏場に多い不調の俗称です。冷房機器の使用により外気温との室温差が5℃以上になると、自律神経での体温調節がうまく働かなくなり、疲労倦怠感、食欲不振などのさまざまな症状が起こりやすくなります。夏は気温が高くなる一方、冷房や冷たい飲食物などで意外とカラダを冷やしがちです。冬場だけでなく、実は夏場も、冷えによるカラダの不調に注意が必要です。

Summer 夏

酒さ（赤ら顔）やほてり、炎症。夏の肌トラブルの原因は「血管」と「自律神経」

もしカーッと顔にほてりを感じたり、肌にプツプツと赤みが出たりしたときは、夏のさまざまな影響による**「酒《しゅ》さ」（赤ら顔）**の可能性があります。

酒さとは、主として中高年の顔面に生じる原因不明の慢性炎症性疾患と定義されています。肌が赤くなる理由のひとつに紫外線や気温の急激な変化、刺激のある食べ物やアルコールによる**「血管の拡張」**が考えられます。本来は、カラダに備わっている**自律神経が、外の環境に合わせて血管を拡張したり収縮したりして、健康のバランスをとっているのです。**しかし、何らかの理由によって血管が拡張したまま戻らなくなった場合、肌に赤みが発生します。

漢方では、酒さ（赤ら顔）を主に4つの原因から探ります。

酒さや肌の赤みに効果が期待できる漢方薬２種

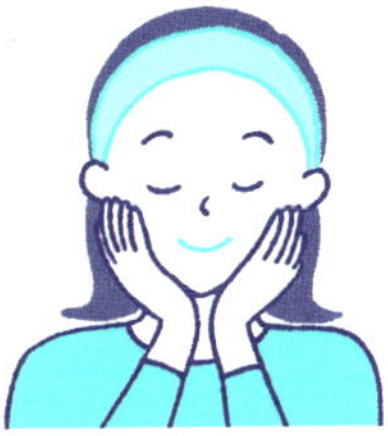

黄連解毒湯《おうれんげどくとう》

胃炎などの炎症や動悸、肌のかゆみなどを鎮めるほか、カラダを冷やして熱を取り、炎症を鎮める作用で肌トラブルを緩和します。

十味敗毒湯《じゅうみはいどくとう》

患部の皮膚がジュクジュクと化膿しているときに使われる処方。溜まっている水《すい》や熱を発散させ、肌を正常に整えていきます。

【原因1】血管の拡張の問題による血流の滞り

漢方では血の巡りが滞ることを瘀血《おけつ》といいます。瘀血や余分な熱がこもることによって酒さの症状が起きると考えます。

【原因2】ストレスで乱れた自律神経

メンタルの不調はカラダを緊張させ、自律神経のバランスを乱します。また、肌が刺激に敏感になり、赤みが出やすくなる「**デリケート肌**」に傾きやすいです。

【原因3】冷えで崩れた自律神経

冷えはカラダを緊張させ、自律神経のバランスが崩れて血管の流れを乱します。

【原因4】カラダの熱を外に発散できない

漢方では、肌に炎症ができるのは、余分な熱を発散できず、カラダの上部に熱がこもっているからだと考えます。

汗をかいて水分不足になったり、エアコンの効いた場所で冷えたり、蒸し暑さでストレスを感じたりと、夏は酒さや赤ら顔が起きやすい条件が揃《そろ》っている季節。

また、肌の炎症だけでなく、かゆみや不眠、胃腸の不調、イライラ、めまいといった、他の症状もあわせて起きる方もいらっしゃるかもしれません。不調が重なる前に、体質に合った漢方薬や生活習慣を取り入れてみてはいかがでしょうか。

Summer 夏

水虫を招く「湿気」と「血の滞り」体質を漢方習慣で撃退!

肌を露出する場面の多い夏に水虫になるのは、高温多湿を好むカビの一種「白癬《はくせん》菌《きん》」が活発になるから。白癬菌は手や頭、カラダに寄生することもありますが、靴を履くことで蒸れやすい足まわりに多く繁殖します。

漢方では、水虫になる原因は主に2つあると考えます。

【原因1】水の巡りの悪化

水虫になりやすい人は、代謝が悪いため、水を外にうまく排出することができないのです。漢方ではこういった体質を「水滞《すいたい》」と呼びます。慢性的なむくみや汗かき、低気圧頭痛を持っている方に多いタイプです。また甘いものや脂っこい食べ物が好きな人は、消化に負担をかけ、水の巡りを悪化させます。

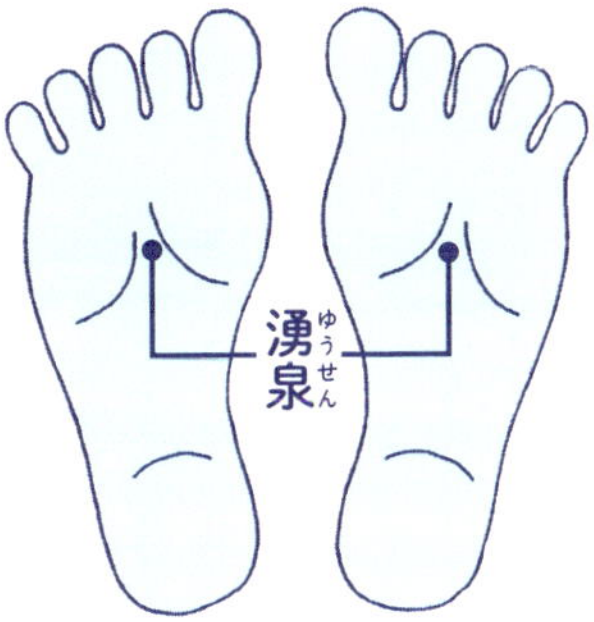

足の裏側の上、足指をグーにしたときに一番へこんでいる部分が「**湧泉**」です。湧泉は、「気が泉のように湧き出る」といわれるツボ。カラダ全体を整えてくれます。

【原因2】瘀血《おけつ》による免疫力の低下

生理のときにレバーのような固まった血が出る、顔色が悪い、肩がこる、などの不調がある人は、血流が滞っている「**瘀血《おけつ》**」の可能性があります。瘀血は、ストレスや運動不足などで起きがちです。血《けつ》が全身にスムーズにいきわたらなくなると、免疫力が低下。水虫にかかりやすくなると考えます。

水虫は高温多湿の季節による影響も大きいですが、カラダの水や血の巡りを良くする習慣で予防ができます。

1. 歩く時間を増やす

血流を促すウォーキングやストレッチなどの運動は、瘀血や水滞の改善に効果的。

2. 暑い日も食卓に温かい汁物を

冷たい食事や飲み物はお腹を冷やすため、胃腸の働きが低下し、カラダに余分な水が溜まりやすくなります。

3. 余分な水を外に出す食べ物を選ぶ

きゅうりや**アボカド**、**とうもろこし**、**スイカ**、**小豆**などがおすすめです。

4. 足裏のツボ「湧泉《ゆうせん》」を手指でプッシュ

水虫予防のほか、疲れやだるさ、冷え、頭痛、むくみなどに効果的です。

Summer 夏

熱中症の原因は「汗腺の衰え」。「汗腺の老化」と「汗腺のなまり」に注意

熱中症や夏バテのように暑い夏に体調を崩す原因には「カラダにこもった余分な熱」が大きく関係しています。気温の上がる夏は、灼熱《しゃくねつ》の外気にさらされることでカラダが必要以上に温められやすく、体内に余分な熱がこもりやすくなります。

この**こもった余分な熱が原因でさまざまなカラダのトラブルが起こりやすくなるのです。**通常、カラダに必要以上に熱がこもると、体温調節機能が察知して余分な熱をクールダウンしようと働きます。その重要な役割のひとつが「発汗」です。汗腺という名の窓を開け、汗を使って体内の余分な熱を体外へ発散します。そうすることで、体熱をコントロールし、体温の恒常性を保っているのです。

しかし最近、この「発汗の機能が正常に働かない人」、つまり、**うまく汗をかけない人が増えてきているのです。その一番の原因は「汗腺の衰え」。**汗腺が衰えると、うまく汗をかくことができません。

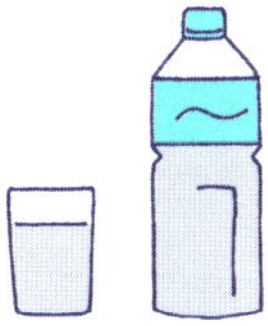

余分な熱で起こりやすいトラブル

もし、こんな症状が出たら……
あなたのカラダにも余分な熱がこもっているかもしれません。

- □ 顔が赤い
- □ のぼせる
- □ 頭がぼーっとする
- □ カラダがほてる（発熱）
- □ 大量の発汗（脱水）
- □ 喉がやたら渇いて冷たい飲み物を欲する
- □ 脈拍が速い
- □ めまい
- □ 目の充血・目が赤く腫れて痛い
- □ 尿が少ない
- □ 便秘傾向
- □ 不眠
- □ 気持ちが落ち着かない・ハラハラする（煩躁《はんそう》）
- □ 怒りっぽい・興奮しやすい
- □ 口や舌に出来物ができる・歯茎が腫れる

汗腺の衰えには大きく2つの要因があります。ひとつ目は**「汗腺の老化」**です。汗腺も年齢とともに老化し衰えます。高齢になり体力が落ちると、汗腺を開閉する力も落ち、うまく発汗できなくなります。そのため、体熱がうまくコントロールできず、カラダに余分な熱がこもりやすくなってしまうのです。高齢者に限らず、慢性疲労や虚弱体質など体力が落ちた状態も同様で、疲れたときに熱中症などのトラブルになりやすいのもそのためです。

2つ目は**「汗腺のなまり（汗腺の働きがにぶること）」**です。運動しないとカラダがなまるように、汗腺もまた使わないとなまり、機能が衰えます。そこでおすすめしたいのが**「汗活《あせかつ》」**。**汗をかくクセをつけることで定期的に汗腺を鍛え、なまけ気味の汗腺の機能を活動モードに切り替えましょう。**汗をかく方法は何でも構いません。お風呂なら、毎日ちゃんと湯船に入る。それも半身浴のほうがおすすめです。初めは汗が少ししか出てこなくても、続けることで汗腺が活動モードとなっていくことでしょう。運動でも同じです。し始めの頃は汗が出にくくても、続けることで汗腺が活動モードとなり、だんだんと汗が出やすいカラダとなります。水分補給を行いながら無理のない範囲で定期的に続けることが大切です。

Summer

夏

漢方流・めまいのタイプは4つ！症状に合わせて予防と対処を

天気の変わり目や気圧の変化などが原因で、めまいや耳鳴りなどが起こる場合があります。特に、めまいは日常生活や仕事に影響を与えます。漢方の考えによるめまいが起こる原因を、4つのタイプに分けて紹介します。

① 水滞《すいたい》

雨の日に起こりやすいタイプ。水太りでぽっちゃりしている人に多くみられます。カラダの中に水分が滞りやすく、気の動きも悪くなるため、めまいやむくみなどの症状が起こります。

② 腎虚《じんきょ》

老化や過労など腎の衰えによって起こるタイプ。腎とは、成長・発育などに関わる機能を指しています。腎の機能が低下すると、めまい・耳鳴り・白髪・足腰の衰えなどの老化現象があらわれます。

めまいに効果がある漢方薬

苓桂朮甘湯《りょうけいじゅつかんとう》

雨の日や気圧の変化などが原因で起こるめまいに。「水滞」タイプの方に。

五苓散《ごれいさん》

雨の日や低気圧などによる頭痛やめまいに。お酒や水分の摂りすぎによる頭痛にも効果があります。手足のむくみや下痢、吐き気などにも。「水滞」タイプの方に。

③ 肝陽上亢《かんようじょうこう》

ストレスが原因になり頭に血がのぼっているタイプ。肝の気がカラダの上のほうにあらわれるとイライラしたり、頭痛がしたり、めまいが起きたりします。肝とは、全身の気を巡らせ、精神状態を安定させる働きがあります。

④ 気血両虚《きけつりょうきょ》

気血が不足することによりエネルギーが不足しているタイプ。気虚・血虚などが原因で頭の栄養不足が起こることにより、めまいや疲れなどの症状があらわれます。睡眠不足や汗のかきすぎ、無理なダイエットなどでも起こります。

めまいがなかなか治らない方は、普段の生活を改善していくことが必要です。

水滞タイプは、カラダが冷えやすく水分代謝が悪いのでウォーキングやヨガなどの軽い運動や、ぬるめのお風呂などに15分くらいつかって汗をかくなど、基礎代謝を上げることが必要です。普段から、疲れやすい、食後に眠くなる、立ちくらみなどの症状がある人は、**慢性的な気虚・血虚の可能性**があります。毎日、食べたものや、睡眠時間、体調などを手帳に書き込み、いつどんなときに体調が悪くなるのかをチェックすることをおすすめします。

Summer 夏

立ちくらみの原因は、過剰な湿気やエネルギーとなる「気」「血」の不足

目の前が急に暗くなったり、立ち上がったときに起こる軽いめまいやふらつきなどのことを**「立ちくらみ」**と呼びます。立ちくらみには、脳の病気や体質、急激な血圧の変化、自律神経のトラブル、天候の影響など、さまざまな原因が考えられます。まず、**雨の日の「立ちくらみ」や「めまい」はカラダに余分な水が溜まっている可能性があります。**台風が近づいている、ゲリラ豪雨や雨模様の日が増えているなど、変わりやすい気候は、カラダにも少なからず影響します。特に過剰な湿気は**「湿邪《しつじゃ》」**となってさまざまな不調をもたらします。

代謝が滞り、余分な水分や老廃物を溜め込みやすい**「水滞《すいたい》」**傾向の方は、湿邪の季節に過ごしづらさを感じるかもしれません。立ちくらみだけでなく、全身の重だるさや食欲不振も、水滞が引き起こす不調のひとつ。雨の日だけでなく、前日にお酒を飲みすぎたり、カラダが冷えていたりしたときにも、同じような不調を感じることがあるでしょう。**カラダに入った湿気（湿邪）を上手にさばける体づくりも、この時期**

夏の立ちくらみには「湿」を取り除く食材を

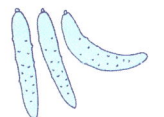

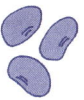

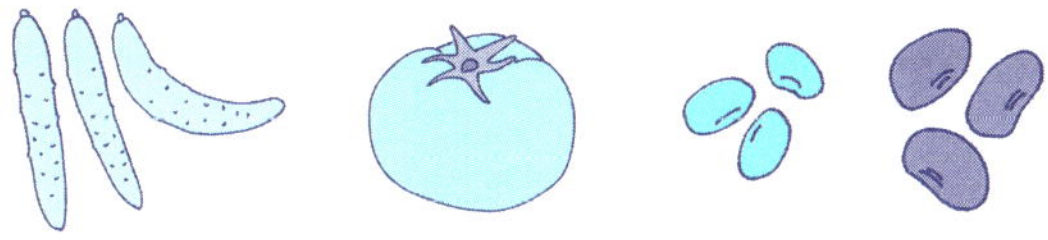

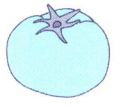

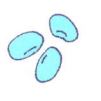

夏の立ちくらみには、発汗作用や利尿作用のある食材を摂って「湿邪」をカラダの外に排出することが大事です。

には大切です。余分な湿気を払う食材としては、**そら豆、枝豆などの豆類**を。胃腸の働きをアップさせる食材として、**緑豆もやし、とうもろこし、コーン茶**。水分代謝を良くしてカラダの熱を冷ます食材の**きゅうり、トマト、ナス**などを摂りましょう。

立ちくらみは、エネルギーとなる「気」や「血」の不足が原因であることも。病気の回復期や産前産後の女性、胃腸の機能が弱っている人にも、立ちくらみやめまいは起こりやすいです。疲れやすかったり、体力が低下していたりするときは、気を補う**山芋**や**大麦**、**豚肉**、**豆類**などの食材を意識して食べましょう。例えば、**山芋は漢方で「山薬《さんやく》」と呼ばれ、補気食材として知られています。**また、**黒ごまや黒豆、黒米、プルーンなど黒色の食品は血を補う食材です。**

仕事や人間関係などの重圧がプレッシャーになっていませんか。いったん立ち止まって「私は今、ストレスを感じているから、無理しないようにしよう」と、自分自身に声をかける意識も大切。ときには、テレビやスマートフォンをOFFにして、ゆったりとした睡眠環境や生活リズムを整えることも、ストレスケアにつながります。しっかりと質の良い睡眠をとって、カラダの回復を促しましょう。

※立ちくらみは、病気などが原因の場合もあるため、気になる・困っている場合には医療機関の受診を検討することをおすすめします。

Summer 夏

雨や台風シーズンの頭痛には「水滞」改善の漢方薬とツボ押しを

梅雨や台風のときなど、天候が悪い時期は、低気圧頭痛や天気頭痛などに悩まされやすいといえます。その原因として、湿度や気圧の変動が挙げられます。雨などの湿気により起こる影響を漢方では「湿邪《しつじゃ》」といい、カラダに溜まってしまうやっかいな邪気（邪魔なもの）と考えます。**湿邪は、体内の「水」の巡りを滞らせ「水《すい》滞《たい》」という状態を引き起こします。**すると、カラダのむくみが強くなり、**拡張した血管がまわりの神経を刺激するために頭痛が起きてしまうのです。**低気圧頭痛や天気頭痛におすすめなのは、水滞などによる不調を改善してくれる漢方薬です。

朝、起き上がれない。水滞による頭痛やめまい、立ちくらみに

● **苓桂朮甘湯《りょうけいじゅつかんとう》**

低気圧頭痛や天気頭痛だけでなく、耳鳴りや動悸、息切れ、神経症などにも効果が期待できる漢方薬です。

低気圧頭痛の対処に、ツボ押しのマッサージを

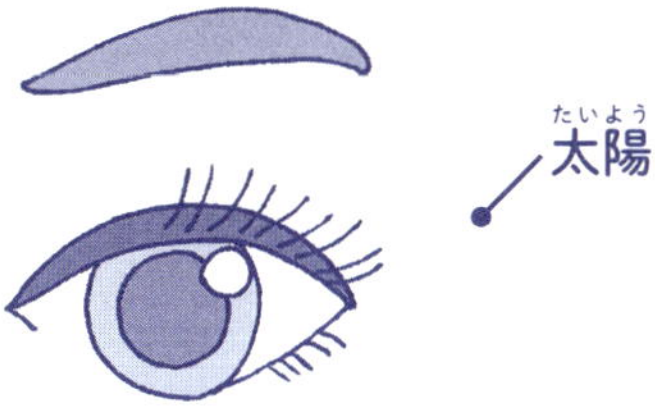

太陽《たいよう》

目尻とまゆ尻の中間から、少し耳側にあるくぼみ。

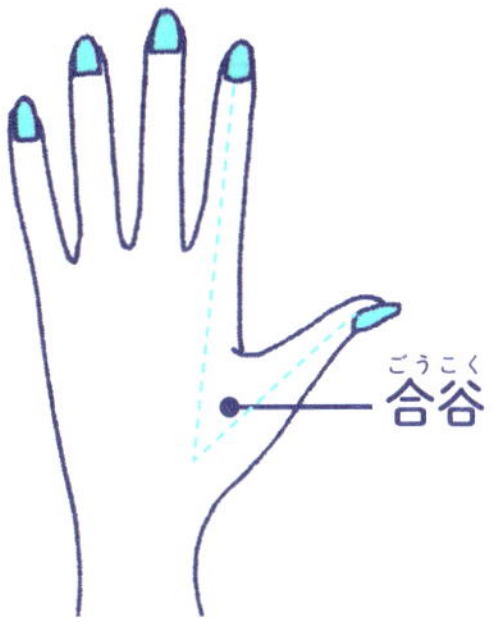

合谷《ごうこく》

ひとさし指と親指の骨がつながる場所から、少し指側のくぼんだ部分。

体内の水分バランスが乱れているときや、低気圧頭痛に

● 五苓散《ごれいさん》

カラダの働きを高めて、余分な水を外へ出す漢方薬です。二日酔いに効果的な漢方薬としても知られています。

また、頭痛にはツボ**刺激が効果的な場合があります。**

● 頭痛や目の使いすぎをケア・太陽《たいよう》

目尻とまゆ尻の中間から、少し耳側にあるくぼみ。頭痛のある人や目を使いすぎている人は、押すとほどよい痛み、気持ち良さを感じます。太陽のツボをときどき刺激しておくことで、目のまわりの筋肉がほぐれるという効果も。

● 痛みを改善する万能のツボ・合谷《ごうこく》

ひとさし指と親指の骨がつながる場所から、少し指側のくぼんだ部分。血流を活発にする働きがあるので、低気圧頭痛だけでなく、肩・首こりや疲れ、胃腸の不調といったさまざまなトラブルに効果が期待できる「万能のツボ」といわれています。

Summer 夏

潜在患者数は1000万人！「気象病」の原因と症状&おすすめの対策

「気象病」という名前を初めて耳にされる方も多いかもしれません。気象病は近年注目が集まっている病気のひとつで、潜在患者数は1000万人にのぼるともいわれています。**気象病は、気候や天気の変化が原因で起こるカラダの不調の総称で、頭痛やめまい、疲労感、関節痛、気持ちの落ち込み（うつ）、吐き気、喘息などさまざまな症状が出るのが特徴です。**気候変化の激しい季節の変わり目や梅雨の時期、また台風が多い時期などに特に起こりやすいといわれています。

気象病になりやすい人の特徴のひとつは、自律神経のバランスが崩れやすいことです。自律神経は、心臓や血圧、消化器などの働きを調節する神経で、内外からの刺激に対して反応します。気圧や湿度、温度などの変化は、自律神経に影響を与えます。自律神経が過敏に反応すると、血管が収縮したり拡張したりするため、頭痛やめまいを引き起こすことがあります。

気象病の代表的な症状

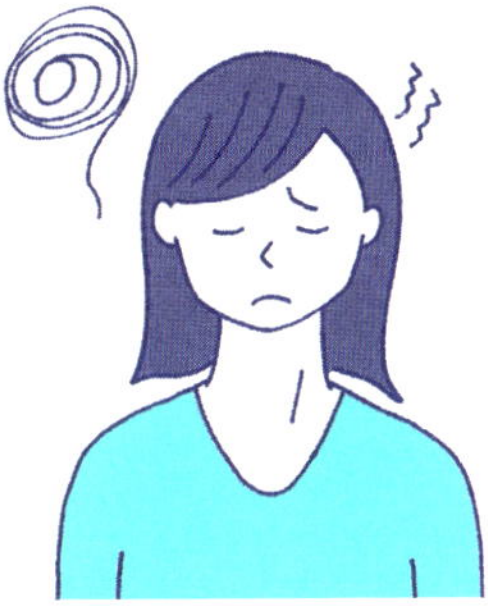

- □ めまい
- □ 頭痛
- □ 疲労感
- □ 吐き気
- □ 首や肩のこり
- □ 低血圧
- □ 関節痛
- □ 痛み（古傷が痛む）
- □ 手足のしびれ
- □ うつ
- □ 喘息発作が出やすくなる
- □ 狭心症の症状の悪化

また、内耳の機能が低下することも特徴のひとつです。内耳は、聴覚だけでなく、平衡感覚も担っています。内耳には、空気の圧力を感じる耳管という部分があります。内耳の機能低下が原因で、頭や耳に痛みや違和感を感じたり、めまいや吐き気を起こしたりすることがあります。**漢方では気象病の改善には水の巡りを整えることが一番だと考えています。**

水の巡りを良くする漢方薬はたくさんありますが、その中でも、**気象病に多い〝めまい〟や〝頭痛〟などの症状**に重きを置いたのが**「苓桂朮《りょうけいじゅつ》甘湯《かんとう》」**という漢方薬です。苓桂朮甘湯は水の巡りを良くし、溜まった余分な水を取り除くことで、めまいや立ちくらみ、頭痛、耳鳴り、動悸・息切れ、神経症、神経過敏などの症状を改善してくれます。まさに気象病でお悩みの方にピッタリの漢方薬です。

鎮痛剤や抗めまい薬、生活習慣の改善など、治療法は個人の症状や体質に合わせて選択するのが効果的です。台風の前後・季節の変わり目・天気が周期的に変化するときに、頭痛や吐き気などの体調不良が多い方は、一度医師や薬剤師などの専門家に相談してみましょう。

Summer 夏

クマの原因はカラダの内側にあった！ 瘀血体質を改善してクマ知らず

漢方では、瘀血体質の人は目の下のクマができやすいといわれています。その理由は、クマと目のまわりの血流との深い関係にあります。**目の下のクマの一番の原因は、血の巡りの滞りです。**血はカラダの隅々に栄養を届けると同時に、あちこちに溜まった老廃物を血に引き込んで運ぶことでカラダの浄化も行っています。血の巡りが悪くなると、全身に栄養が届きにくくなるだけでなく、流れにくくなった血が停滞しやすくなり、老廃物も溜まりやすくなってしまうのです。

目のまわりにはたくさんの毛細血管が張り巡らされています。さらに目の下の皮膚はとても薄いため、皮膚の下にある毛細血管の状態がよく反映されるのです。血の巡りの良い状態では特に問題はありませんが、血の巡りが滞ると酸素をカラダの隅々に届け終えて黒くなった静脈血が停滞しやすくなり、血の色が透けて見えるようになります。そのため、青色や青黒色のクマとして映るのです。

血の巡りを改善する漢方薬

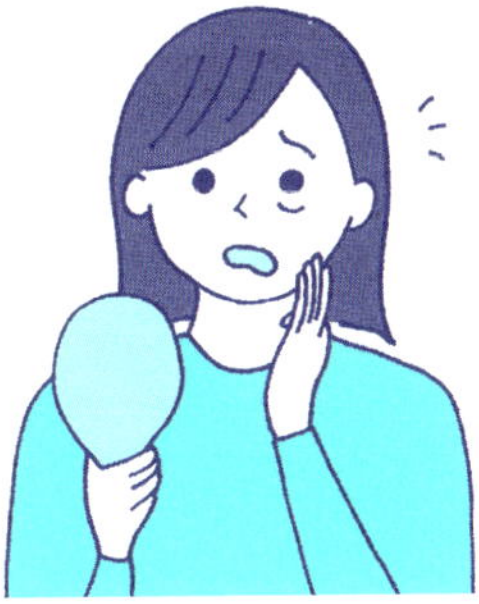

桂《けい》枝《し》茯苓丸料《ぶくりょうがんりょう》加《か》薏《よく》苡《い》仁《にん》

血の巡りを良くする代表的な漢方薬。「血《けつ》」の巡りを良くすることで、シミ、肌荒れをカラダの内側から改善する効果があります。のぼせや冷えを伴う月経不順、シミ、にきびなどの症状がある方に。

さらにクマを助長させるのが**メラニンくすみ**の存在です。血の巡りが悪くなると肌に栄養が届かないだけでなく、老廃物も溜まりやすくなります。その代表がシミやくすみなど女性の肌を悩ませる**メラニン**です。メラニンは本来であれば皮膚のターンオーバーによって垢《あか》とともに剥がれ落ちるのですが、**血の巡りが悪くなるとターンオーバーが乱れ、メラニンがうまく排泄できなくなって色素が沈着し、目の下のくすみやシミとして定着します。**そのため、目の下には慢性的にクマがある状態に。ポイントケアだけでは一時しのぎとなってしまうのです。

目の下のクマを改善するには、血の巡りを良くすることが大切です。滞った全身の血の巡りをしっかり改善して、カラダの隅々までスムーズに流れるように整えることで、目の下の毛細血管の流れも同時に整い、クマも自然に薄くなります。

また、カラダの中からしっかりと改善することで、クマだけでなく、瘀血によるさまざまなトラブルの予防や改善につながります。まずは血の流れを妨げる食生活や生活習慣をしっかり見直しましょう。さらに**しっかり改善したい人には、血の巡りを良くする漢方薬の併用がおすすめです。**漢方薬の力を借りることで、改善スピードがアップします。

Summer 夏

気が付いたら目が赤い！ 老化による疲れ目には「腎」を強化

目の充血など、疲れ目連鎖の大きな原因のひとつが**目の〝栄養不足〟**です。漢方ではカラダの栄養である「血《けつ》」が充実すると目が良く見えるようになるといわれています。栄養が充実すると目がしっかり滋養され、コンディションが保たれるだけでなく疲労の回復も早くなります。目の使いすぎによる局所的な栄養不足はもちろんですが、慢性疲労や食生活の乱れ、無理なダイエットなどによる全身の栄養不足も疲れ目連鎖に大きく影響します。漢方では栄養が不足している状態を「血虚《けっきょ》」と呼んでいます。血虚体質では疲れ目や目の乾燥、目のかすみ、瞼《まぶた》の痙攣《けいれん》などのトラブルが起こりやすいといわれています。

また**〝老化〟**も疲れ目連鎖の大きな原因のひとつ。老化は目のコンディションに大きな影響を与えます。漢方では老化は「**腎の弱り**」だと考えられています。そして腎が弱ることで、カラダが弱るだけでなく、目自体も弱りやすく、視力の減退や

疲れ目の症状におすすめの漢方薬

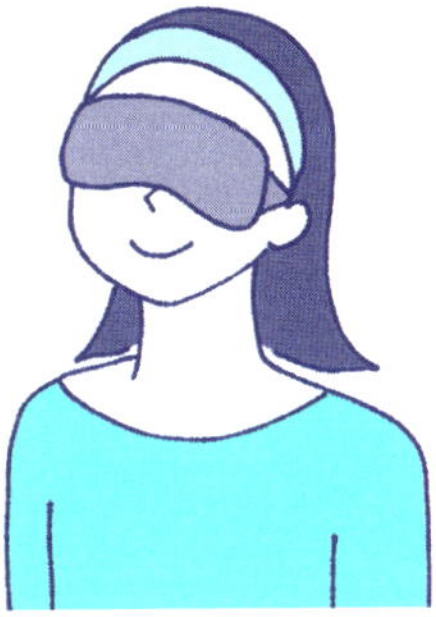

杞菊地黄丸《こぎくじおうがん》

杞菊地黄丸は枸杞の実(枸杞子)と菊の花(菊花)が配合されており、目の症状の改善におすすめです。加齢とともに生じやすい腎虚《じんきょ》体質に用いる漢方薬のため、40歳以降で目のかすみや疲れ目、視力低下の症状にお悩みの方に。

目の乾燥などのトラブル、飛蚊症《ひぶんしょう》や夜盲症、白内障などにもなりやすくなるといわれています。

さらに見落としてはいけないのが**〝胃腸虚弱〟**です。実は胃腸虚弱も疲れ目連鎖の大きな原因のひとつです。胃腸は食べたものから血を作り出す栄養生産工場でもあります。そのため漢方では胃腸虚弱になると栄養不足の血虚体質になりやすいと考えられていて、目のかすみ、瞼の痙攣などのトラブルが起こりやすくなるといわれています。また老化とともに胃腸も弱りやすく、さらに疲れ目連鎖に拍車をかけると考えられています。

疲れ目連鎖を断ち切るには、**目の栄養である「血」を十分補給する**こと、そして**目の土台である「腎」を強くすること**が大切です。漢方ではカラダの栄養を補うことを〝補血〟、そして腎の働きを補い強化することを〝補腎〟と呼んでいます。〝補血×補腎〟、これが疲れ目連鎖改善のキーワードです。そこでおすすめなのが、この補血と補腎の要素をあわせ持つ漢方薬「**杞菊地黄丸《こぎくじおうがん》**」です。杞菊地黄丸は腎を補うとともに血を補うことで、疲れ目のトラブルを改善します。

Summer 夏

かぜの全盛期や長引く咳、喉のイガイガ。症状に合わせて漢方の知恵でやわらげよう

季節の変わり目や乾燥、感染症の流行時期などに起こりがちな喉のイガイガや咳。呼吸器系のトラブルを、漢方では五臓の「肺」が関係していると考えます。肺には、呼吸などの気の流れをスムーズにする働きがあります。エネルギーや水分をカラダの隅々までいきわたらせたり、汗としてカラダの外に出したりする「宣発《せんぱつ》」や、代謝したものを下におろす「粛降《しゅくこう》」と呼ばれる働きです（ほかにも、肺は肌や髪の毛を潤す機能も担っています）。これらのバランスが崩れることによって、咳が生じると考えます。咳の種類や喉の違和感によっては、漢方薬が効果を発揮します。

● 麦門冬湯《ばくもんどうとう》…から咳や痰が切れにくいかぜの後期に

かぜは治りかけているのに咳が治まらないときや、痰を伴わない乾いたから咳に対応するのが麦門冬湯。喉や気管などの呼吸器に潤いを与えることで、空気の乾燥などといった外部環境の刺激から呼吸器を守り、咳を鎮める漢方薬です。

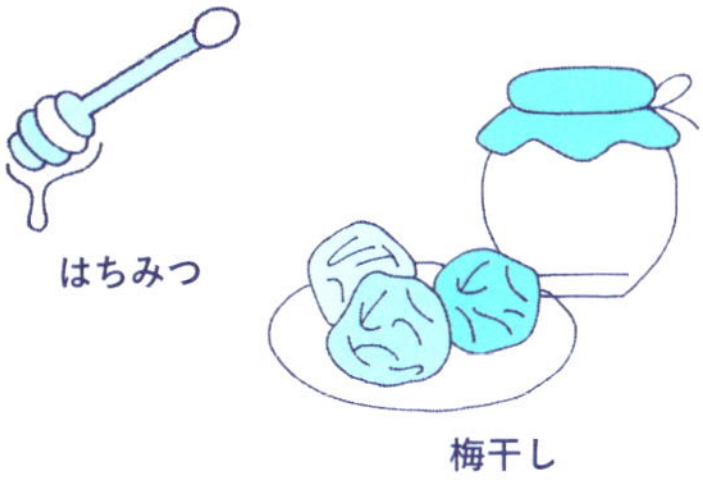

喉を潤す食材は、咳の予防に活用度大。殺菌力や抗菌力が強い「**はちみつ**」は、昔から天然の咳予防食材として重宝されてきたといわれています。また、喉の粘膜を潤しながら、咳のつらさをやわらげる働きが期待できる食材が「**梅干し**」です。

※ただし、1歳未満のお子さんの場合、ボツリヌス症を起こすことがあるため、はちみつを口に入れることは厳禁です。

● 半夏《はんげ》厚朴湯《こうぼくとう》…喉の異物感や不安感があるときに

喉に何かつまった感じがする方、つい咳払いをしてしまうという方、慢性的なストレスを溜めがちな方などにおすすめなのが半夏厚朴湯。カラダの中で滞った気《き》の巡りを促して、喉のつかえ感や異物感を改善する処方です。

● 五虎湯《ごことう》…咳や痰が出るかぜ症状に

漢方では、激しい咳が出て、粘度の高い黄色い痰が絡んでいる状態は、カラダの中に「熱がこもっている」と考えます。五虎湯は喉や気管、気管支の炎症を抑える処方。カラダが温まると症状が悪化する方、冷たいものを好む傾向がある方に適しています。

● 麻杏甘石湯《まきょうかんせきとう》…激しい咳や痰、呼吸しづらいときに

季節の変化や乾燥などの外邪《がいじゃ》によって、肺の働きに悪影響がもたらされたときに対応する処方です。麻杏甘石湯は、咳を鎮める強い作用を持ち、激しい咳や痰が出る、口渇があって汗が出る、呼吸がしづらいなどの症状に役立つ漢方薬。喉の渇きが気になる人や、喘息持ちの人に使われることもあります。

Summer 夏

種類はキーンだけでなくさまざま。知っておきたい「耳鳴り」の4つのタイプ

耳鳴りとは実際には音が鳴っていないにもかかわらず、音が鳴っているように聞こえてしまう症状です。さまざまな原因によって起こるとされていますが、発生機序に関しては明確ではありません。

漢方では耳は外界に通じる穴のひとつと捉えています。耳が外界から情報を得るためには、エネルギー（気）や栄養（血・精）が十分に届く必要があります。天候による影響、加齢、ストレス、ホルモンの分泌の変化などさまざまな影響によって、耳へエネルギーや栄養が届かなくなると耳は正常に機能することができず、耳鳴りが起こるようになります。**漢方薬はエネルギーや栄養を補ったり、栄養供給を邪魔するような余分な物質を取り除くことで、耳の機能異常を改善し、耳鳴りを緩和します。**漢方では耳鳴りの聞こえ方や体調などによって、主に4つの原因があると考えます。

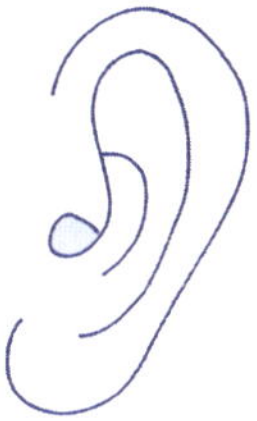

八味地黄丸《はちみじおうがん》

体力中等度以下で、疲れやすくて、四肢が冷えやすく、尿量減少または多尿で、ときに口渇がある方に。下肢痛、腰痛、しびれ、高齢者のかすみ目、かゆみ、排尿困難、残尿感、夜間尿、頻尿、むくみ、高血圧に伴う随伴症状の改善（肩こり、頭重、耳鳴り）、軽い尿漏れに。

七物降下湯《しちもつこうかとう》

体力中等度以下で、顔色が悪くて疲れやすく、胃腸障害のない方に。高血圧に伴う随伴症状（のぼせ、肩こり、耳鳴り、頭重）に。

① ストレス

●金属音や電子音のような高い音を感じる　●大きな音が鳴り響くこともある
●耳鳴りだけでなく肩もこっている　●生活が不規則になりがち
●普段からイライラしやすい

ココロとカラダに負担がかかっている可能性があります。**慢性的なストレス**を溜めていませんか。耳鳴りがひどい場合は病院に行くことをおすすめします。それと同時に、仕事や家事で無理をしすぎない、意識的に休む時間を作るなど、**生活習慣の見直し**が必要です。おすすめの漢方は**七物降下湯《しちもつこうかとう》**です。

② 加齢や老化

●蝉《せみ》が鳴いているような音を感じる　●カラダに力が入りづらい
●高血圧の傾向がある　●耳が聞こえづらい　●尿トラブルや物忘れもある

成長や発育、生殖機能をつかさどる「**腎**」が衰えている可能性があります。加齢や老化によって、腎の働きは弱まりがちに。腎のエネルギーが不足しないように、何ごとも頑張りすぎない過ごし方を心がけましょう。また、黒ごまや黒米、黒豆などの黒色の食材は腎の働きを助けます。おすすめの漢方は、**八味地黄丸《はちみじおうがん》**、**七物降下湯《しちもつこうかとう》**です。

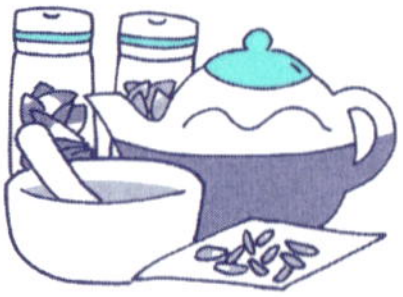

苓桂朮甘湯《りょうけいじゅつかんとう》

体力中等度以下で、めまい、ふらつきがあり、ときにのぼせや動悸がある方に。立ちくらみ、めまい、頭痛、耳鳴り、動悸、息切れ、神経症、神経過敏などに。

③ 水の巡りが滞っている

●テレビの砂嵐（ホワイトノイズ）のようなザーザー音がする
●頭がぼーっと、重だるくなる　●めまいやふらつきがある　●足がむくみやすい
●手足が冷えやすい

水分代謝が悪くなっているため、手足のむくみも気になるかもしれません。胃腸への負担も考えられます。冷たい飲み物を控える、消化に良い食材を食べるなど、冷えを防いで代謝を促すライフスタイルを意識してみてください。おすすめの漢方は、**苓桂朮甘湯《りょうけいじゅつかんとう》**です。

④ かぜや発熱など

●熱が出てから耳鳴りがする　●耳が痛くてつらい
●急に耳鳴りが気になるようになった　●普段は耳鳴りに悩んでいない
●関節痛や頭痛も感じる

かぜや発熱などが影響している**「急性」の不調**である可能性が考えられます。ウイルス性の症状とともに、突然、耳鳴りを感じるようになった方がこのタイプ。耳の痛みやつまっている感覚もあるでしょう。まずは、休んで体調を回復させることが第一です。

PART

4

秋のすこやか漢方・薬膳生活

秋は天気の変化と一日の寒暖差がとても大きい季節。カラダも体温調節に必死です。カラダの中から元気を補って、変化に対応できるカラダに整えましょう。

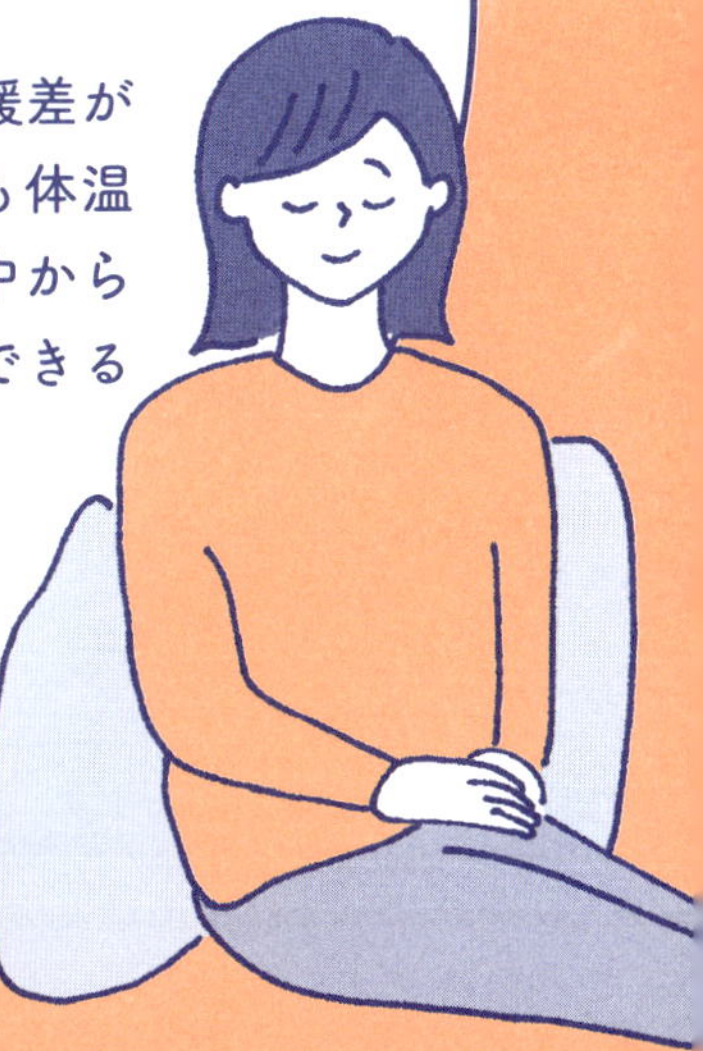

Autumn

秋

意外と多い「秋バテ」。旬の食材で疲労回復しよう！

過酷な夏も過ぎ去り、過ごしやすいはずの秋に入ったのにカラダがだるい、疲れが取れない、やる気が出ない……、そんな症状に心当たりのある方は、もしかしたら「**秋バテ**」かもしれません。その**原因は〝秋の大きな変化〟と〝夏の疲れ〟にめります。**カラダは自然環境とバランスをとりながら健康を保っているため、気候が変化すれば、その変化に合わせてカラダも順応させなければなりません。暑く湿気の多い夏から、涼しく乾燥した秋へ変わる気候の変化にカラダもついて行くのがやっとです。さらに、**秋は天気の変化と一日の寒暖差がとても大きい季節。**日中はまだ夏を引きずったかのように暑いのに、朝晩は驚くほど冷え込むので、**カラダも体温調節に必死です。**

そんな変化の多い秋に、夏の疲れを引きずったまま突入してしまうと、カラダは悲鳴をあげて、秋バテの症状が見られるようになるのです。秋バテにならないため

「夏バテ」に比べるとあまり耳馴染みのない「秋バテ」。夏バテに似た以下のような症状があります。

- □ **カラダがだるい**
- □ **疲れが取れない**
- □ **やる気が出ない**
- □ **頭が痛い**
- □ **めまいがする**
- □ **食欲がない**
- □ **胃がもたれる**

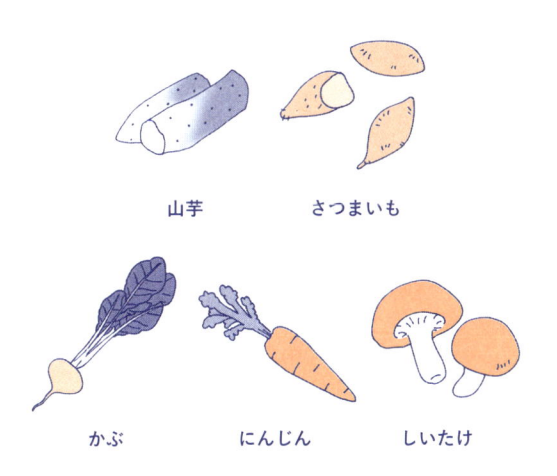

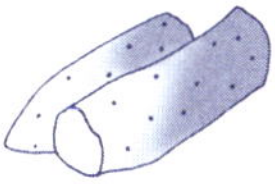
山芋

さつまいも

かぶ

にんじん

しいたけ

には、まずは変化に対応できるだけの体力をつけることが大切です。

カラダを動かす原動力は食べたものから作られます。胃腸が弱っていると元気も出ません。胃腸に不安を感じている人は、まずは胃腸を整えることから始めることが先決です。また、秋の特徴である〝乾燥〟に対する備えも大切です。漢方では、鼻や喉、気管支、肺などの呼吸器系や皮膚や粘膜、さらに大腸などは乾燥に弱いといわれています。特に体力が弱っているときはかぜにかかりやすいものです。体力回復と合わせて、乾燥対策も忘れずにしておきましょう。

秋バテには、誰にでも簡単に始められる食養生がおすすめです。ポイントは〝旬をいただく〟こと。旬の食材はおいしく栄養が豊富なだけではなく、その季節のトラブルに対応した嬉しい働きがたくさんつまっています。秋バテ予防にピッタリな「疲労を回復しカラダを元気にする」、「胃腸を整える」、「カラダを潤す」といわれる旬の食材は、**山芋、さつまいも、かぶ、にんじん、しいたけ**など。

また、夏の疲れがひどく、なかなか回復しないという方には漢方薬がおすすめです。疲れに効果的な漢方の代表は、**補中益気湯**《ほちゅうえっきとう》です。カラダの中からしっかりと元気を補い疲労を改善しましょう。

Autumn 秋

長引く咳は放っておくべからず！しつこい咳を鎮める漢方や食材

呼吸器系には“潤いを好み、乾燥を嫌う”という特徴があると漢方ではいわれており、喉の粘膜が乾燥したり、気道に炎症が生じたりすると、「から咳」や「気管支炎」、「しわがれ声」、「痰が切れない咳」などの症状が容易に起こりやすくなります。

かぜが長引き咳だけ残る、咳がなかなか止まらないというような乾いた咳には「**麦門冬湯**《ばくもんどうとう》」という漢方薬がおすすめです。カラダの潤いである「水」と元気の源である「気」をしっかり補うことで、乾燥した喉の粘膜を潤し、咳を鎮め、痰を出しやすくし、から咳や気管支炎、気管支喘息、咽頭炎、しわがれ声などの症状を改善します。長引く咳にも飲むことができますが、1カ月くらい（から咳の場合は1週間くらい）飲んでみても症状が良くならない場合は医師や薬剤師、登録販売者に相談しましょう。

粘膜が乾燥することで起こりやすい乾いた咳には、**喉粘膜の潤いケア**がおすすめです。部屋を加湿して湿度を保つ、こまめに水分を摂って喉を潤す、飴《あめ》をなめるな

止咳の働きのある食べ物

- 氷砂糖
- はちみつ
- 水飴
- 湯葉
- アーモンド
- えごま
- オリーブ
- 南瓜の種
- 栗
- 杏仁
- 松の実
- 落花生
- かぶ
- くわい
- にんにく
- ふきのとう
- へちま
- ゆり根
- 杏
- いちじく
- 梅
- ざくろ
- 梨
- びわ
- マンゴー
- くらげ
- 鯉
- 海苔

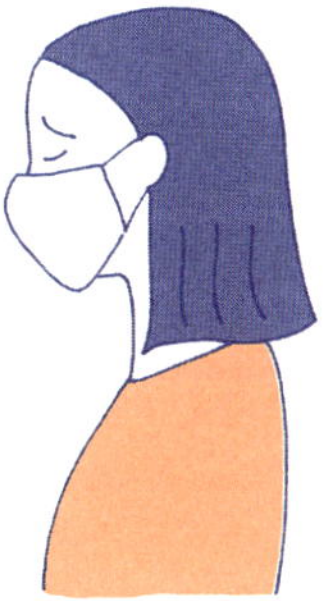

※国立北京中医大学日本校ほか監修『現代の食卓に生かす「食物性味表」』より

ど、喉の粘膜を常に潤すよう工夫しましょう。お湯を沸かして蒸気を吸入するのもおすすめです。

逆に、**粘膜を乾燥させるようなものには注意が必要**です。例えば〝生姜〟もそのひとつ。かぜで咳が出ると生姜の入った喉飴をなめるという人も多いのでは？　実は漢方では生姜はカラダや粘膜を乾燥させる燥性の性質があるといわれています。そのため、乾燥からくる咳には不向き。**乾いた咳には喉を潤すといわれているはちみつやかりん、梅**などの入ったものがおすすめです。

また、辛い香辛料にも注意が必要です。胡椒や山椒、唐辛子も生姜と同じくカラダを乾燥させる性質があるといわれています。乾いた咳が出ているときは辛いものの食べすぎは控えましょう。

漢方で**咳を鎮めるといわれている食べ物**をご紹介します。その中でも特に、**はちみつ、アーモンド、松の実、落花生、くわい、ゆり根、いちじく、梅、びわ、などは粘膜を潤しながら咳を鎮めるサポートをする**といわれ、乾いた咳が出ているときにピッタリです。

Autumn

秋

乾燥肌に肌荒れ……「秋冬の肌トラブル」。その原因と症状別おすすめ漢方薬

秋から冬の季節に肌の乾燥がひどくなる方は、こんな症状はありませんか？

●めまい・立ちくらみがする　●生理不順・生理痛がある　●髪にツヤがない
●爪がもろく、割れやすい　●冷えやすい　●温まるとかゆくなる

このような体質を漢方の世界では「**血虚**」といって血《けつ》が不足していると考えます。血は漢方では、「栄養」と考えます。不足したり、巡りが悪くなったりして、全身の組織や器官に栄養がいきわたらないと、肌トラブルにつながるとされています。乾燥肌や肌荒れといっても、症状はひとつではありません。秋冬の肌トラブル別におすすめの漢方・生薬をご紹介します。

常に乾燥気味、カサカサしたり、かゆくなる

「血虚」の方に見られる肌の乾燥やかゆみには「**当帰飲子**《とうきいんし》」がおすすめです。当帰飲子は血を補給する「四物湯」をベースに生薬を追加した漢方薬で、肌に栄養を与

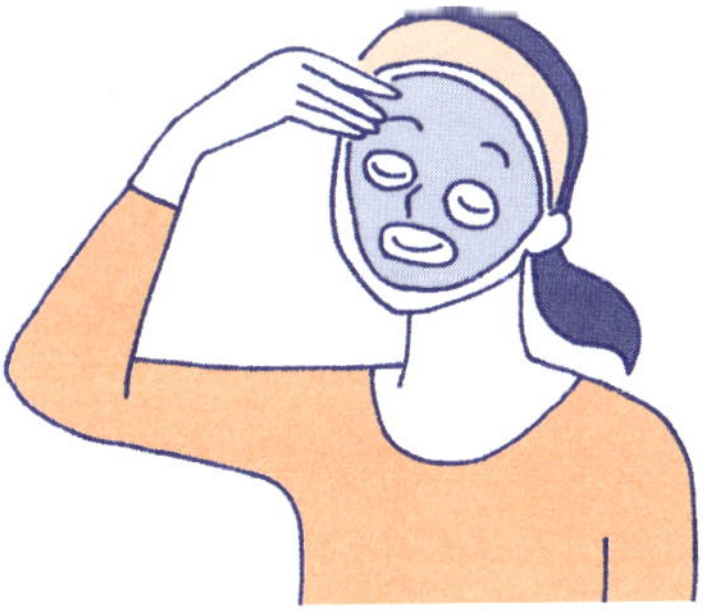

「肌は内臓の鏡」といわれます。肌もカラダもココロもまるごと「ひとつ」と見る。それが、漢方の世界。**肌という表面のトラブルもカラダの内側からのサイン**のひとつと見て、今の症状はなぜ出ているのかに気付き、漢方薬や養生法で、治すことができるからです。

え、乾燥を防ぎ、かゆみを鎮めます。

イボや肌荒れ、肌のキメが気になる

肌荒れや肌のキメが気になる、イボが気になる方には、「**ヨクイニン**」がおすすめ。胃腸の働きを助け、いらない水をさばいて外に出してくれる働きから、カラダの中の老廃物の排出を促し、いぼや皮膚の荒れを改善すると考えています。

にきびやシミができやすい

にきびやシミができやすく、足の冷えとのぼせが気になる方には、「**桂《けい》枝《し》茯《ぶく》苓《りょう》丸《がん》料《りょう》加《か》薏《よく》苡《い》仁《にん》**」がおすすめです。

赤みのある皮膚炎が気になる、口内炎を繰り返す

口内炎ができやすい方、肌が炎症などで赤くなりやすい方には、「**黄《おう》連《れん》解《げ》毒《どく》湯《とう》**」という漢方薬があります。

カラダにこもった不要な熱を取ってくれるので、皮膚炎や口内炎などの症状におすすめです。また、不要な熱を取ってくれることで、イライラや不眠の改善にもおすすめです。

Autumn 秋

カラダを温める食材と熱を抑える食材でかぜをブロック

秋から冬にかけて、季節の変わり目はかぜをひきやすい時期です。気温の変化にカラダがうまく対応できず、自律神経が乱れて体調を崩しやすくなります。かぜは症状やタイミングによって対処法が異なります。漢方では、かぜの種類には大きく分けて「風寒《ふうかん》」「風熱《ふうねつ》」の2つのタイプがあると考えられています。漢方では、病気の原因を6つの邪気《じゃき》＝六淫《りくいん》で分類しています。邪気の2つ、風邪《ふうじゃ》と寒邪《かんじゃ》が合わさったものが風寒、風邪と熱邪《ねつじゃ》が合わさったものが風熱です。

【風寒：寒気のあるタイプのかぜ】

風寒の症状（寒気・発熱・頭痛など）が出始めたらカラダを温めましょう。体温の上昇を助けるよう、部屋や衣服を暖かくし、カラダを温める食べ物を摂ることを心がけてください。**カラダを温める食材には、にんにく・ねぎ・生姜**などがあります。ひき始めには、**麻《ま》黄湯《おうとう》・葛根湯《かっこんとう》**、かぜがこじれた場合は**柴胡桂枝湯《さいこけいしとう》**が向いています。

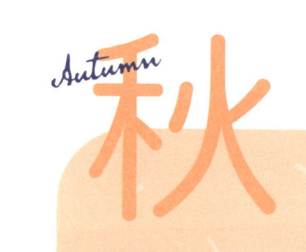

風寒タイプ

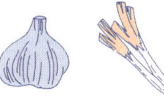

にんにく

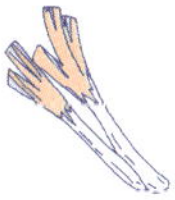
ねぎ

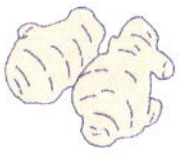
生姜

麻黄湯《まおうとう》

かぜのひき始めで、強い寒気・発熱、ふしぶしの痛みがある方に向いている漢方薬です。

柴胡桂枝湯《さいこけいしとう》

かぜをこじらせ、微熱があり、吐き気や食欲不振、寒気などの症状がある方に向いている漢方薬です。

葛根湯《かっこんとう》

かぜのひき始めで、発熱や寒気のある方や、頭痛や肩こりがある方に向いている漢方薬です。葛根湯はカラダを温め、カラダ本来の免疫機能をサポートし、かぜの症状を緩和させていきます。

風熱タイプ

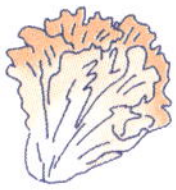
サニーレタス

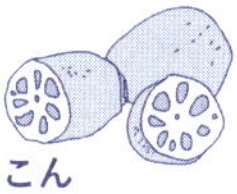
れんこん

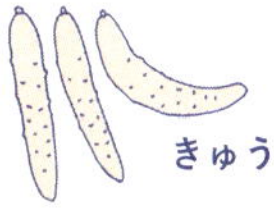
きゅうり

銀翹散《ぎんぎょうさん》

かぜのひき始めで、喉の痛みや口(喉)の渇き、咳、頭痛がある方に。

五虎湯《ごことう》

激しい咳が出るときや、黄色の粘っこい痰が喉に絡む方に。喉や気管、気管支の炎症を抑えることで、痰の量が減少し、咳を鎮めるため、呼吸が楽になります。

桔梗石膏《ききょうせっこう》

喉の炎症を鎮めて、痰や膿を除く働きがあります。

竹葉石膏湯《ちくようせっこうとう》

かぜをこじらせ、微熱があり、咳が出る方に。竹葉石膏湯はかぜの熱感を鎮めて、体内の不足した水分を補い、喉を潤すことで、咳を鎮める効果が期待できます。

竹茹温胆湯《ちくじょうんたんとう》

かぜ症状や微熱が長引き、痰を伴う咳が出る方に。消化吸収機能の働きを助けるとともに余分な水分を排出することで、症状を改善します。また、咳や痰を抑えることで、安眠を助けます。

【風熱：喉の痛みがあるタイプ】

風熱の症状（発熱、喉の痛み・黄色く粘っこい痰、咳など）が出始めたら、カラダの熱を発散させましょう。アルコール、刺激物、熱い飲み物などの摂取は控え、カラダの熱を抑える食材を摂ることを心がけてください。**カラダの熱を抑える食材には、サニーレタスやれんこん、きゅうり**などがあります。ひき始めには、**銀翹散《ぎんぎょうさん》**が向いています。喉の症状に合わせて、**五虎湯《ごことう》**、**桔梗石《ききょうせっ》膏《こう》**を利用することもあります。かぜがこじれた場合は**竹葉石膏湯《ちくようせっこうとう》**、**竹茹温胆《ちくじょうんたん》湯《とう》**が向いています。

※6つの邪気の特徴は、「漢方の基礎知識（病因・病機①六淫・七情）」（P28）を参考にしてください。

Autumn 秋

秋の花粉症は春よりも長引く！ 秋には「白い食材」と「辛い食材」を

秋の花粉症の要因は、身近にあるヨモギ、ブタクサといったキク科の雑草やイネ科の植物などです。この時期に花粉症の症状が見られる方も少なくありません。

春に比べて、空気の乾燥により、症状が悪化しやすくなります。悪化すると喘息や肺炎につながりますので、カラダのサインを見逃さずに早めの対策を心がけましょう。

漢方では、秋は「肺」と深い関わりがあると考えられています。肺は乾燥に弱く、カラダの中でも乾燥によるダメージを受けやすいところです。肺は鼻、喉、気管支ともつながっているため、**肺の働きが低下すると、これら呼吸器系にも不調があらわれてきます。そのため、秋の花粉症は呼吸器系にあらわれやすく、喘息や肺炎のような症状になったり、症状が長引いたりすることもあります**ので、注意が必要です。

呼吸器にとって乾燥は大敵ですが、自然がそれを補うかのように、秋はカラダを潤す旬の食材の宝庫です。乾燥からカラダを守るためにも、内側から潤す食材を毎

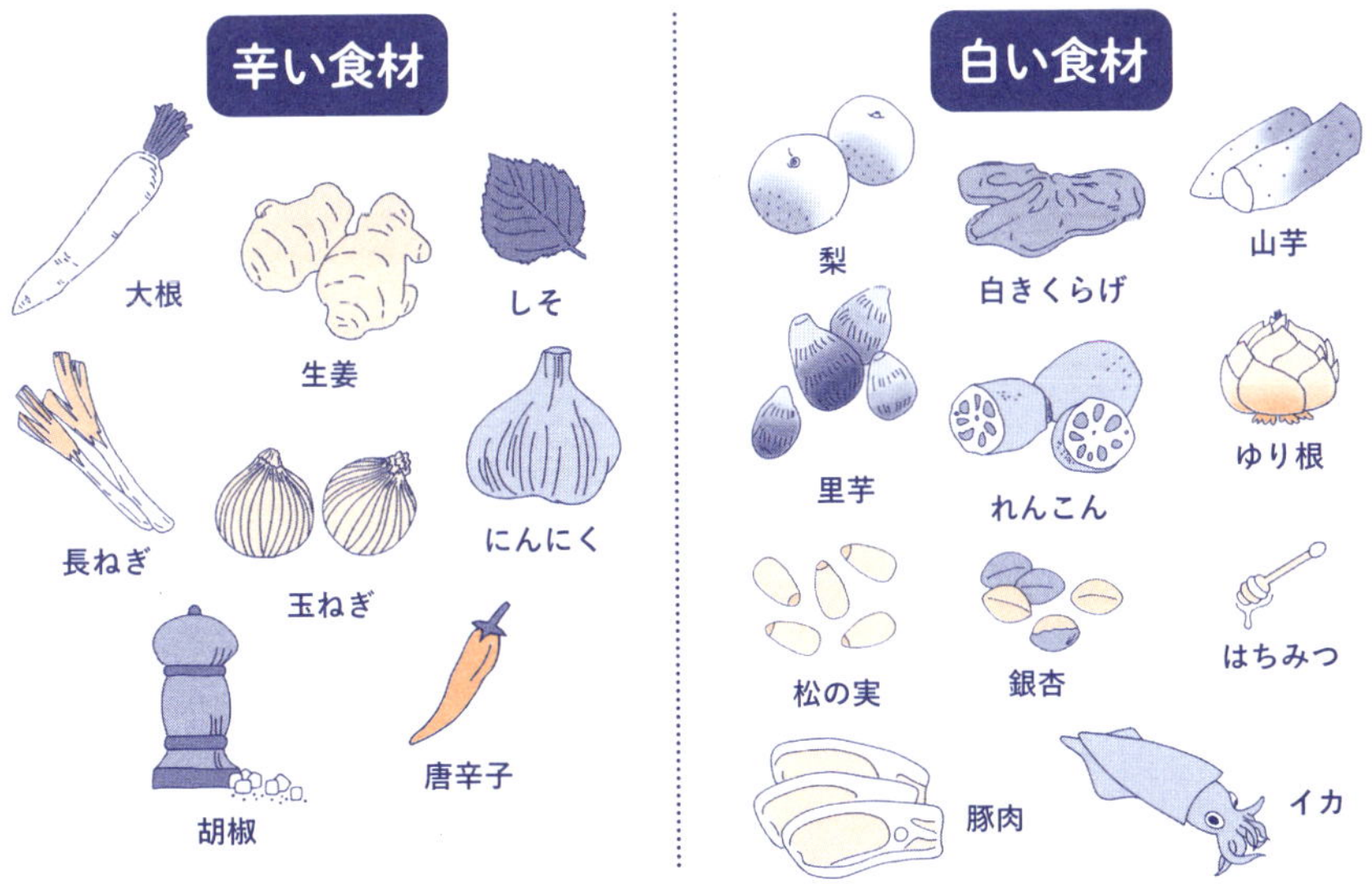

日の食事に取り入れましょう。カラダを潤すおすすめの食材は**「白い食材」**です。

さらに、カラダの冷えも症状を悪化させる要因になります。カラダを温めて肺の働きを活発にする食材は**「辛い食材」**です。

白い食材

梨、白きくらげ、山芋、里芋、れんこん、ゆり根、松の実、銀杏、はちみつ、豚肉、イカなど

辛い食材

大根、生姜、しそ、長ねぎ、玉ねぎ、にんにく、胡椒、唐辛子など

旬の食材には症状をやわらげ、予防するパワーがあります。「医食同源《いしょくどうげん》」、医療も食物も源は同じという意味です。健康を維持するためには食養生は重要です。毎日の食生活の中に秋の乾燥を予防する食べ物と、カラダを温めて肺の働きを助ける食べ物を積極的に取り入れるようにしましょう。

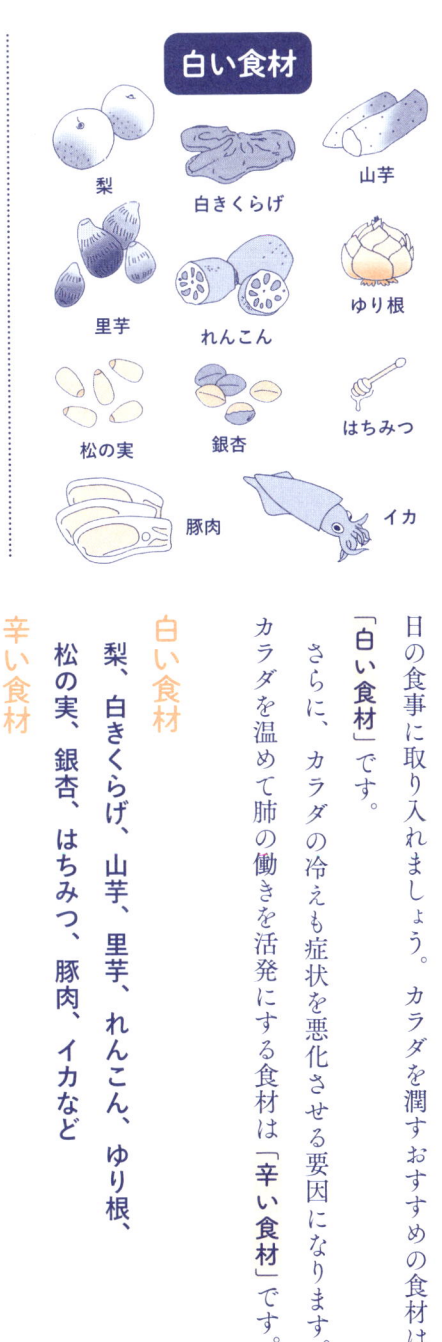

Autumn 秋

漢方で考える蕁麻疹ができる原因と蕁麻疹や湿疹に適している漢方薬

蕁麻疹《じんましん》とは、皮膚の一部が赤く盛り上がる皮膚病です。かゆみや痛みといった症状があらわれます。漢方では皮膚病の原因は、季節と生活習慣に関連するものが多いと考えています。

漢方で考える蕁麻疹の原因には次のような種類があります。

風熱《ふうねつ》…風邪《ふうじゃ》と熱邪《ねつじゃ》が合わさったものが原因となって起こります。風邪が皮膚に侵入すると気血の流れに影響を及ぼします。さらに熱邪が侵入することによって、皮膚の炎症が起こります。

湿熱《しつねつ》…脂っこいもの・味の濃いもの・辛いもの・甘いものなどの食べすぎや飲みすぎにより起こります。梅雨の時期や夏に起こりやすい症状です。カラダの中に湿《しつ》邪《じゃ》が滞っている状態です。

気血両虚《きけつりょうきょ》…気虚と血虚が同時に起こっている状態です。カラダの疲れやエネル

蕁麻疹や湿疹などに適している漢方薬

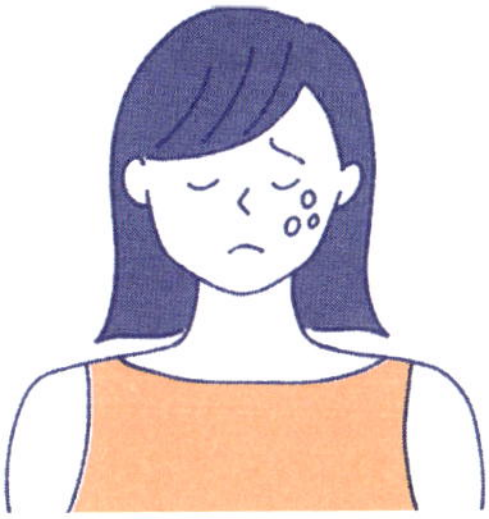

十味敗毒湯《しゅうみはいどくとう》

蕁麻疹や化膿しやすい皮膚炎などに利用される漢方薬です。カラダの中に滞っている水分や熱を発散させる働きがあります。体力が中等度で皮膚が赤くなり、ときに化膿するような症状の人に利用されます。水虫にも利用されます。

黄連解毒湯《おうれんげどくとう》

比較的体力があり、のぼせ気味で、イライラする傾向があるような人に向く薬とされ、不眠症、神経症に用いられます。精神症状に対しても用いられ、ストレスの関わりが大きい動悸（心臓神経症）や胃炎症状などの治療にも有用です。また、イライラすると悪化しやすい皮膚のかゆみの改善にも、用いられることがあります。

ギー不足、血（栄養）不足などで起こります。疲れやすい・乾燥肌・肌にツヤがないなどの症状があります。

気滞瘀血《きたいおけつ》…気滞と瘀血が同時に起こっている状態です。気滞はストレスや緊張など、瘀血は血行不良などが原因で起こります。ストレスや不安などの精神的な要因で蕁麻疹が起こる場合、気も血も滞っている「気滞瘀血」であると考えます。イライラしたり、皮膚が赤くなったり、強いかゆみが出たりします。

蕁麻疹などの皮膚病には、季節に応じた生活や食事も大切ですが、改善しない場合は漢方薬を利用することもできます。薬剤師に相談したり医療機関を受診するなど、早めの対処が大切です。

※風邪《ふうじゃ》についてくわしく知りたい方は、「漢方の基礎知識（病因・病機①六淫・七情）」（P28）を参考にしてください。

Autumn 秋

実はスーパーの食材だけで十分！「疲れ」にはおうちで〝ちょこっと〟薬膳

薬膳と聞くと、高麗人参やなつめなど手に入りにくい特別な漢方食材を使ったハードルが高いものだとイメージされるかもしれませんが、実はスーパーマーケットの食材だけで十分！　薬膳の基本は、まず自分に必要な「働き」を見つけることから始まります。**実は、食材は「カラダの中での働きがひとつひとつ違う」**ということはご存じでしたか？　元気を補う働きやストレスを発散する働き、栄養を補う働きや血流を促す働き、カラダを潤す働きや水分循環を促す働きなど、実にさまざまです。そのとき、その季節に応じて「自分のカラダに必要な働き」を考えながら食べることがカラダを整える上でとても重要です。これこそが薬膳の基本です。

「疲れ」に必要なのは「カラダを元気にする働き」です。漢方では疲れて元気が不足している状態を「気虚《ききょ》」といいます。気虚であるカラダには、疲れて不足した元気を補ってカラダを回復させてくれる働きが必要です。これを漢方では「補気《ほき》」と

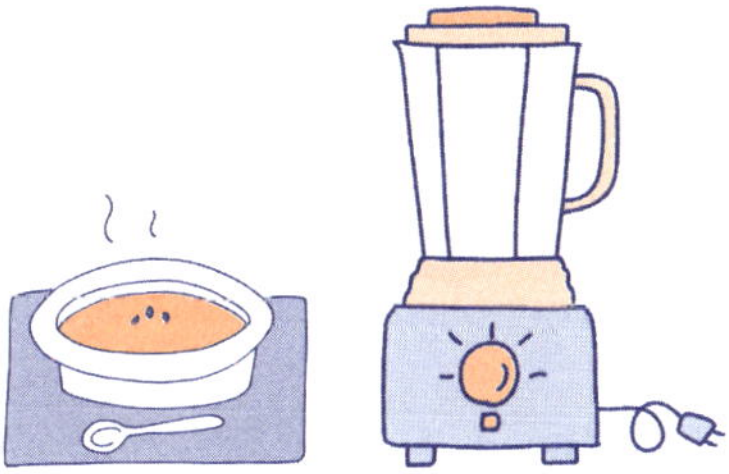

胃腸の働きが衰えて食欲のない方、朝からカラダがだるく、疲れが取れない方に「**補中益気湯**《ほちゅうえっきとう》」。疲れやだるさ、病後の体力低下でお悩みの方、貧血、手足の冷えでお悩みの方には「**十全大補湯**《じゅうぜんたいほとう》」がおすすめです。

いいます。

「疲れ」には、**加熱するとホクホクする食材を。代表的なものが〝穀物・いも・豆〟の3つ！　玄米やハトムギ、大麦、あわ、きび、ひえなどの雑穀や、じゃがいも、さつまいも、山芋などのいも類やかぼちゃ、そして、黒豆、大豆、枝豆、空豆、えんどう豆などの豆類**がおすすめです。

そして、心がけたいのが食べ方です。できるだけ消化吸収にエネルギーを使わなくてよいように、消化しやすい状態で食べましょう。まずひとつ目のポイントは「**煮込む**」。スープや味噌《みそ》汁、煮物など、煮込むことで消化しやすくなります。2つ目のポイントが「**細かく切る**」。細かく刻んだり、すりつぶすことで、さらに消化が良くなります。じっくり煮込んだポトフやミネストローネのように細かく刻んだスープ、じゃがいもやかぼちゃのポタージュスープなんて最高ですね！

それでもなかなか疲れが取れない……という方には根本改善が必要かもしれません。疲れ切ったカラダに元気を補って、ベストなカラダへ導くのは漢方薬の得意分野！　**疲れにおすすめの漢方薬は「補中益気湯《ほちゅうえっきとう》」と「十全大補湯《じゅうぜんたいほとう》」**。どちらの漢方薬も、元気を補う代表格である高麗人参を中心に、しっかりあなたのカラダを立て直してくれます。

COLUMN

PMSとPMDD対策
症状別に漢方薬を選ぼう！

PMS（月経前症候群）は、月経前の1〜7日ぐらいにわたって、身体的・精神的なさまざまな症状があらわれ、月経が始まると自然に治まります。例えば、身体的症状では、食欲が増える、胸が張る、肌が荒れるといった症状が起こります。精神的症状では、イライラする、何もないのに涙が出る、集中できないといった症状が起こります。PMDD（月経前不快気分障害）は、PMSの中でもとりわけ精神的症状が強くあらわれる状態のことをいい、仕事に行けない、家から出られないなど、日常生活に大きな影響をもたらします。PMDDの諸症状に使われる漢方薬には次のようなものがあります。それぞれの症状に合わせた漢方薬が用意されています。

月経前の
イライラや不安に
加《か》味《み》逍遙散《しょうようさん》

月経前の精神症状などに悩んでいる方によく利用される漢方薬です。体力は中等度以下で、イライラしがちで怒りっぽい、のぼせ感がある、不安を感じる方に利用されます。漢方では肝に異常があり、気滞・気逆《きぎゃく》、血虚・瘀血タイプの方に向いています。

ストレスで寝つきが悪い、
いろいろ考えて眠れない方に
柴胡《さいこ》加《か》竜骨《りゅうこつ》牡《ぼ》蛎湯《れいとう》

体力は中等度以上で、寝つきが悪い、眠れない、動悸、精神不安などがある方に向いている漢方薬です。漢方では気滞タイプの方に向いています。

ストレスでイライラする・
気分が落ち着かない方に
抑肝散《よくかんさん》加《か》陳《ちん》皮《ぴ》半《はん》夏《げ》

体力は中等度で、消化器が弱く、イライラしたり、気分が落ち着かない方に向いている漢方薬です。漢方では肝に異常があり、特に気滞タイプの方に向いています。

一般的に考えるPMDDの原因ははっきりと解明されていませんが、月経前に起こる女性ホルモンのひとつである黄体ホルモン（プロゲステロン）の変化が大きく関係していると考えられています。また、近年の女性の社会進出により、ストレスや対人関係などによる環境的な要因も原因のひとつだと考えられます。

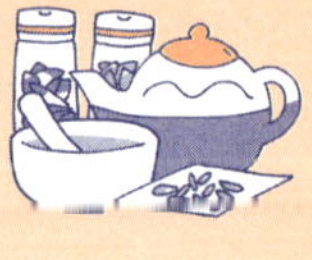

PART

5

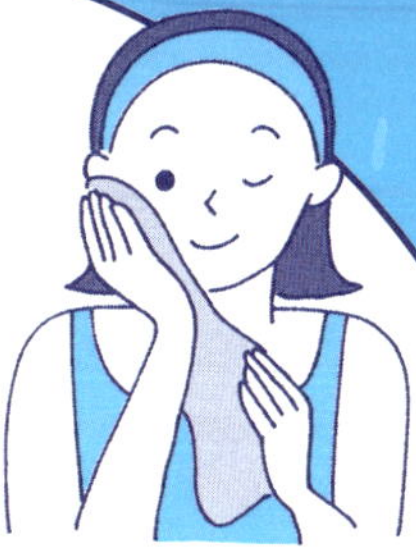

冬のすこやか漢方・薬膳生活

漢方では生命活動の源を「気・血・水」という3つの働きに分けて考えます。漢方薬はその崩れたバランスを整え、健康な状態を取り戻すための助けになってくれます。

Winter 冬

寒い冬を元気に乗り切るには根菜類でエネルギーを補給

漢方では旬の食材がカラダに良いと考えています。秋から冬にかけて収穫できる根菜類は、カラダを温める野菜が多いため積極的に摂りましょう。

カラダが冷えているときは、カラダの熱を冷ます「**涼性**」の食材は控えて、カラダを温める「**温性**」の食材、または温めも冷やしもしない「**平性**」の食材を食べるようにしましょう。

カラダを温める根菜類には、生姜・にんにくなどがあります。ごぼう・大根・ゆり根などはカラダを冷やしますが、加熱すると冷やす作用をやわらげることができます。根菜類にはカラダを温めも冷やしもしない**にんじん**や**里芋**のような「平性」といわれる食材も多く、どのような体質の方でも適している食材だと考えています。

冬に積極的に摂りたい根菜類・野菜には次のようなものがあります。

● **生姜**…生の生姜はカラダを温めて、発汗を促します。

冬のカラダの冷えにおすすめの漢方薬

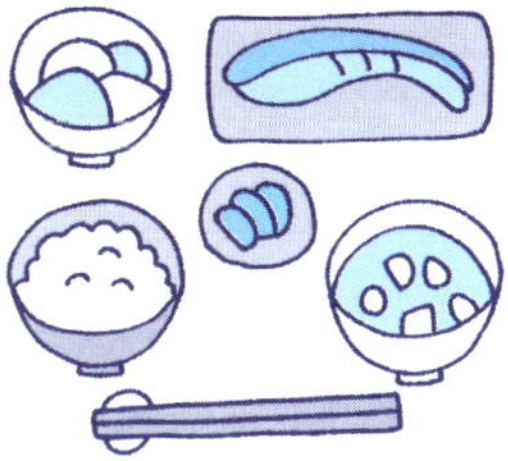

八味地黄丸《はちみじおうがん》

頻尿や軽い尿漏れ、残尿感など加齢が原因で起こる症状の方に。腰痛・高齢者のかすみ目・むくみ・高血圧の随伴症状の改善などにも利用されます。

当帰四逆加呉茱萸生姜湯《とうきしぎゃくかごしゅゆしょうきょうとう》

手足の冷えがあり、特に下肢の冷えが強い、下肢または下腹部の痛みが起こりやすい方に。冷え症・しもやけ・頭痛などに利用されます。

● **にんにく**…カラダを温め、気血の巡りを良くするため血行が良くなります。

● **ごぼう**…喉の痛みの軽減に利用され、発汗を促し、カラダの血行を良くします。

● **大根**…気の巡りを促し、消化吸収を良くします。

● **ゆり根**…肺や喉の乾燥を潤し、イライラなどをやわらげます。

● **にんじん**…気血を補う作用があるため、目の乾燥を潤し、消化吸収を良くします。

● **里芋**…気を補う作用があるため、疲れやすい・食欲不振のときに利用します。

普段の生活で改善しない場合は、漢方薬を使うといった方法もあります。寒い冬のカラダの冷えなどが原因で起こる症状には、

● **八味地黄丸**《はちみじおうがん》 ● **当帰四逆加呉茱萸生姜湯**《とうきしぎゃくかごしゅゆしょうきょうとう》

などの漢方薬がおすすめです。

Winter 冬

秋から冬に倦怠感や眠気が強くなる「冬季うつ」には「気血《きけつ》」を補う

一般的に「冬季うつ」とは、秋の終わり頃から冬の初め頃に抑うつ症状などがあらわれ、春や夏になると同症状が自然に良くなる季節性の変動を繰り返し示すのが大きな特徴です。

「冬季うつ」でよく見られる気分の落ち込みや倦怠感、日中の強い眠気、過食などの症状は、漢方用語の「気・血・水」で考えると、気虚や血虚が関係している場合があります。

過食：胃熱証

漢方で過食は胃に熱がこもっている状態だと考えます。原因は、辛いもの・脂っこいものの食べすぎや、過度なストレスです。冷たいものを好む・喉が渇く・口臭が強いなどの特徴があります。胃熱証の方に適した食材には、カラダにこもった熱を冷ますきゅうり・トマト・りんごなどがあります。

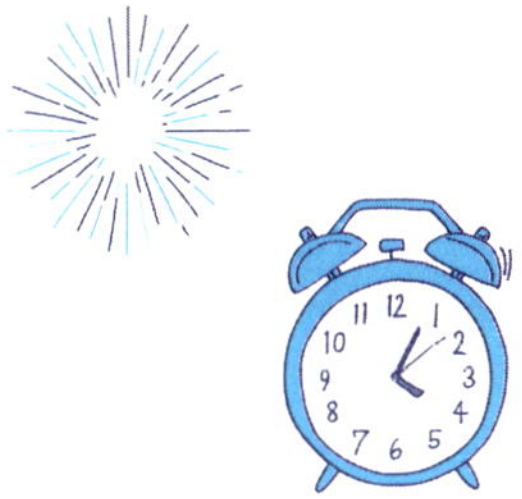

一般的な「うつ病」が食欲不振・不眠を伴うのに対し、「冬季うつ」では過食・過眠（日中の強い眠気）を伴いやすいという特徴があります。冬は、カラダを休めエネルギーを補充する季節だと考えられています。カラダの不調を整えるためには、不足したものを補いながら充電していきましょう。

過眠（日中の強い眠気）：気血両虚証

日中の強い眠気症状は、気血水で考えると気虚と血虚が関係している場合があります。気虚では、過労・食事制限・多汗など、血虚では、朝食を抜く・目の使いすぎ・夜更かしなどが原因として考えられています。気血両虚証には、易《い》疲《ひ》労《ろう》感・睡眠障害・目の乾燥・倦怠感などが持続するといった特徴があります。気血がともに不足しており、気と血を補う食材を摂ることが大切です。

過食・過眠を改善または予防するには、次のような方法があります。

- **光を浴びる**…西洋医学的な観点では、日照時間の短縮が関与しているといわれている「冬季うつ」。体内時計の調整も兼ねて、早朝の時間帯に5000ルクス以上の光を浴びる光療法が有効とされています。
- **気血を補う食材を摂る…山芋・じゃがいも・ホウレンソウ・にんじん・しいたけ・くるみ・豚肉・鶏肉・マグロ**などを摂りましょう。
- **冬はしっかりとカラダを休める**…朝の光を有効利用し、睡眠覚醒など生活リズムを改善し安定維持させるとともに、過度な行動を控え、気を消耗させないことが大切です。

Winter 冬

「不安感」が強いときは自律神経を整え、冷えを改善し、腎《じん》を補おう

心配事やストレスを受けた状況が長期間続くと、家事や仕事のパフォーマンスに影響を及ぼすこともあります。また、ココロが過度に緊張することで、カラダの筋肉も緊張して痛みやこりが生じたり、睡眠不足から免疫機能が低下したり、心臓の鼓動が速まり血圧が上昇することもあります。緊張や不安感が続くと、気分の落ち込みやイライラ、不眠、食欲不振などの症状があらわれます。これらの症状は、自律神経のバランスが乱れることで引き起こされます。自律神経の乱れを改善する方法は、以下のようなものがあります。

● **緊張や不安感の要因を特定する**…緊張や不安感は、仕事や人間関係、健康などさまざまな要因によって引き起こされます。何にストレスを感じているかを明確にすると、対処法を考えやすくなります。

● **相談する**…家族や友人、職場の同僚など、信頼できる人に話すことで、気分が楽に

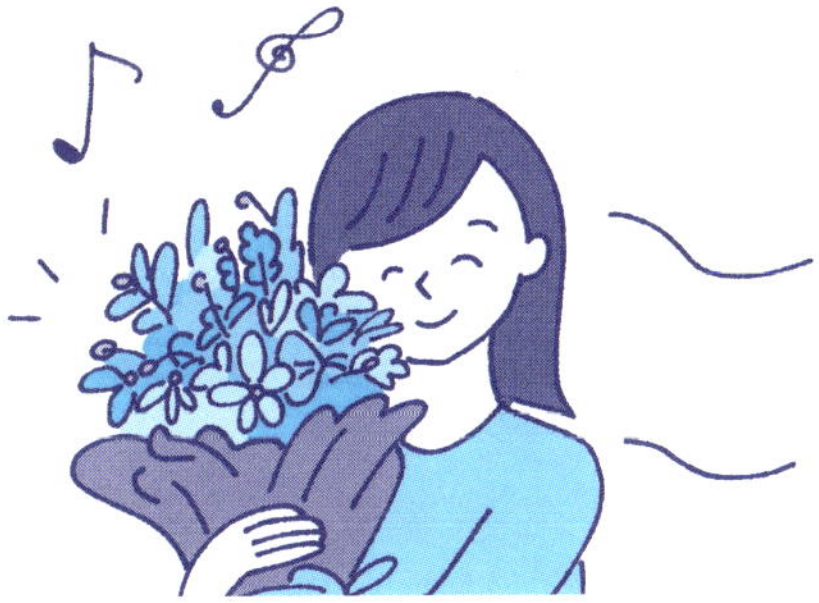

不安感だけでなくココロの不調を上手に乗りきるには、規則正しい生活を送ることがとても大切です。ココロの不調があるとなかなか眠れなかったり朝起きられなかったり、食事の時間も不規則になったりして体内時計のリズムが大きく乱れがちです。規則正しい生活を送りながら、まわりの人や漢方薬の力を借りて、明るい毎日を過ごしましょう。

なったり、解決策が見つかったりすることがあります。また、専門家に相談することも有効です。心療内科や精神科などの病院では、カウンセリングや薬物療法などの治療を受けることができます。

●**リラックスする**…ストレスによって緊張した精神をリラックスさせることも大切。好きな音楽を聴いたり、読書や映画鑑賞などの趣味を楽しんだり、マッサージなどのリラクゼーション法や、深呼吸や瞑想《めいそう》などの呼吸法も効果的です。

●**生活習慣を改善する**…緊張や不安感は、生活習慣からも影響を受けます。睡眠不足や食事の乱れ、運動不足などは、自律神経のバランスを悪化させます。逆に、規則正しい睡眠や健康的な食事、適度な運動などは、自律神経のバランスを改善します。

●**漢方薬を利用する**…体質や症状に合わせていろいろな種類がありますので、医師や薬剤師などの専門家に相談することもおすすめです。

実は漢方薬はカラダの不調だけではなくココロの不調の改善にも用いられます。漢方では生命活動の源となる大切なものを「気・血・水」という3つの働きに分けて考えます。それぞれ「気《き》」は生命エネルギー、「血《けつ》」はカラダを巡り栄養するもの、「水《すい》」は潤し冷やすものという働きを持っています。それらがバランスを保ちながらカラダを巡っているのが健康な状態です。

ストレスや生活習慣、寒さ暑さなど何かをきっかけにしてそのバランスが崩れてしまうと、次第にココロやカラダに不調があらわれてきます。漢方薬はその崩れたバランスを整え、健康な状態を取り戻すための助けになってくれます。

「不安感」だけでなく、「ストレスから起きてしまう不眠」にも効果的な漢方薬

● **加味帰脾湯《かみきひとう》**…弱った胃腸の力を高めることで不足している「気」「血」を増やします。さらに巡りも良くすることで、ココロを落ち着かせカラダを整えます。

● **抑肝散加陳皮半夏《よくかんさんかちんぴはんげ》**…やや消化器が弱く、神経が高ぶり、怒りっぽくイライラしやすい方に。月経や更年期などホルモンの変動による不安や不眠にも。「気」の巡りを良くすることで、気持ちを鎮め精神を安定させます。

● **半夏厚朴湯《はんげこうぼくとう》**…「気」の巡りを良くして、ふさいだ気分や喉のつかえ感・異物感をやわらげます。

● **柴胡加竜骨牡蛎湯《さいこかりゅうこつぼれいとう》**…精神的な不安がある、考え事で眠れない、イライラしやすいなどのお悩みに。「気」を巡らせ、カラダにこもった熱を冷ますとともに、ココロを落ち着かせます。脳の興奮を鎮め、不眠やカラダの不調を改善に導きます。

冬の場合、寒さによって精神不安が出ることもあるので、温める処方や腎を補う

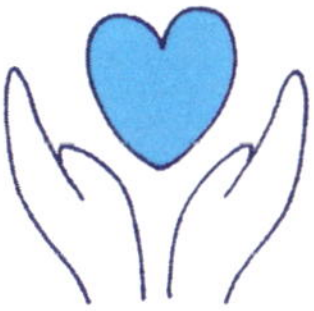

自分で何とかしたい不安感ですが、もしその不安感がずっと続いたりだんだん強くなってきたら医療機関を受診することも考えましょう。特に右のような症状が2週間以上続き日常生活に支障が出ている場合は、つらい状態をひとりで我慢せず、すみやかに専門医の診察を受けましょう。

- □ 必要以上に不安を感じる
- □ はっきりしない不安が続く
- □ 不安と緊張の連続で余裕がない
- □ 人前で異常に緊張する
- □ 人混みなどに恐怖を感じる

処方も必要です。

〈温める処方〉

冷え症のタイプは大きく2つあります。ひとつは、カラダに熱がないために全身を温められない熱源不足タイプ。そしてもうひとつは、熱自体はあるのですが、全身にうまくいき届かせることができない循環不足タイプです。

熱源不足タイプに（気虚・血虚）

- **気虚…八味地黄丸《はちみじおうがん》、補中益気湯《ほちゅうえっきとう》**
- **血虚…十全大補湯《じゅうぜんだいほとう》、人参養栄湯《にんじんようえいとう》、当帰芍薬散《とうきしゃくやくさん》、当帰四逆加呉茱萸生姜湯《とうきしぎゃくかごしゅゆしょうきょうとう》**

循環不足タイプに（気滞・瘀血・水滞）

- **気滞…半夏厚朴湯《はんげこうぼくとう》、加味逍遙散《かみしょうようさん》、抑肝散加陳皮半夏《よくかんさんかちんぴはんげ》**
- **瘀血…桂枝茯苓丸《けいしぶくりょうがん》、桂枝茯苓丸料加薏苡仁《けいしぶくりょうがんりょうかよくいにん》、温経湯《うんけいとう》**
- **水滞…当帰芍薬散《とうきしゃくやくさん》、牛車腎気丸《ごしゃじんきがん》**

〈腎を補う処方〉

八味地黄丸《はちみじおうがん》、牛車腎気丸《ごしゃじんきがん》

Winter 冬

パニック障害になる前に対策を！心の不調のケアに役立つ漢方薬3選

厚生労働省のホームページによると、パニック障害とは「突然理由もなく、動悸やめまい、発汗、窒息感、吐き気、手足の震えといった発作（パニック発作）を起こし、そのために生活に支障が出ている状態」を指します。この症状は身体的な検査では呼吸器系、循環器系、脳神経系などに明らかな異常が見られないので、他人の目からはわかりにくいという特徴が。しかし、命の危険がないのにもかかわらず、まるで命が脅かされているような不安や恐怖を感じることもあります。また予期不安を感じることにより、電車や人混みを苦手とし、外出することが難しくなってくることもあります。パニック障害や情緒不安定、不眠といった**ココロの不調は、医療従事者の指示のもとで適切な治療を受けることが必要となります。**

漢方薬の中には、心のケアに役立つ種類があります。パニック障害になる前の段階で、利用するとよいかもしれません。医師や薬剤師、登録販売者に相談しながらご自身の体質に合った漢方薬を取り入れてみましょう。

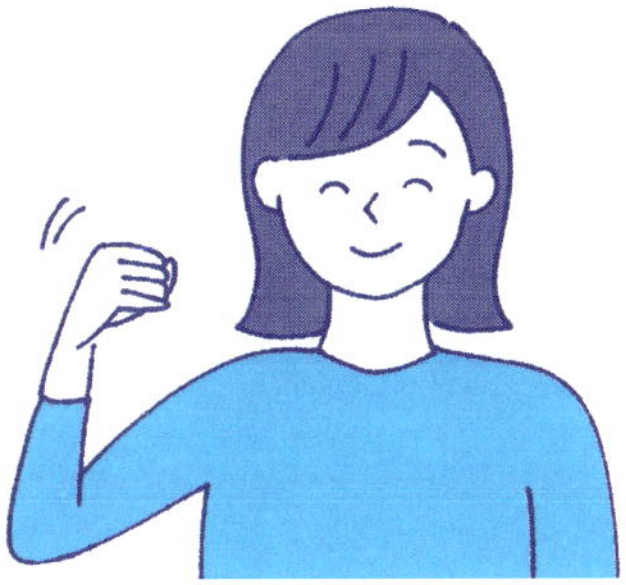

心身を大切にし、不調の回復に努めることを漢方では生命を養うと書いて「**養生**《ようじょう》」といいます。自分がリラックスした気持ちでいられる過ごし方を探っていきましょう。しかし、自己流のケアのみでは悪化させてしまう可能性もあるため、相談だけでなく、まずは医療機関を受診し治療を受けることをおすすめします。

● 半《はん》夏《げ》厚《こう》朴《ぼく》湯《とう》…喉のつかえや異物感があるときに

体力中等度をめやすとして、喉のつまりや圧迫感がある、咳払いをよくするなど、ストレスによる症状がある方が利用する漢方薬です。

● 柴《さい》胡《こ》加《か》竜《りゅう》骨《こつ》牡《ぼ》蛎《れい》湯《とう》…ストレスによる不眠に

体力中等度以上で精神的な不安によって不眠や動悸などがあり、思い悩んだりする方におすすめの漢方薬です。カラダの中にこもった熱を冷まし、カラダの上に上がった気を落ち着かせることができます。

● 抑《よく》肝《かん》散《さん》加《か》陳《ちん》皮《ぴ》半《はん》夏《げ》…神経が高ぶってイライラする人に

体力中等度をめやすとして、イライラする、落ち着かない、怒りっぽいなどの症状がある方が利用する漢方薬です。神経の高ぶりを抑えるため、自律神経失調症や不眠症の方にも用いられます。

いずれの漢方も、パニック障害は病名になってしまいますので効能外になります。医療機関にて治療を受けるべき方が、自己の判断で服用すると、状況を悪化させるリスクがあるため注意してください。

Winter 冬

硬い便やコロコロ便。便秘を徹底分析！6つの便秘タイプとおすすめ漢方薬

毎日出ない、便が硬い、お腹が痛いなど、便秘の悩みは尽きないもの。便秘の改善方法といえば下剤がポピュラーですが、実は下剤を使うと逆に悪化するタイプの便秘もあります。便秘といっても、原因はさまざま。治し方も十人十色。下剤を使うとお腹が痛くなったり、疲れてしまったり、逆に便が出にくくなることも。

漢方で便秘を考えるときには大きく分けて**〝単純な便秘〟**と**〝体質からくる便秘〟**の2種類があります。〝単純な便秘〟とは一時的な便秘のこと。原因は単純で、治るのが早いのが特徴です。やっかいなのが〝体質からくる便秘〟です。体質に原因がある場合は、下剤などで一時的に便通が回復したとしても、また**便秘を繰り返し、体質が改善しないと便秘も完全に改善しないのが特徴です。慢性便秘**も多く、気付かないうちに、ほかにもいろいろな症状が出ていることも少なくありません。

さっそく症状別に便秘を見てみましょう。便秘の特徴だけでなく、出やすい症状など、あなたのカラダと照らし合わせてみてください。

1 熱だまり便秘

□ 便が硬く、数日間便秘する
□ お腹の張りや膨満感がある
□ 腹痛や圧痛がある
□ 顔面が赤い
□ 発熱や熱感がある
□ 汗をよくかく
□ 尿の色が濃い
□ 冷たいものを飲みたくなる
□ 口や舌が荒れる
□ 口臭がきつい

カラダに余分な熱がこもることで腸が乾燥し、便が出にくくなっているタイプです。夏の過剰な暑さや、かぜによる高熱、また辛いものや味の濃いものの食べすぎでカラダに熱がこもったときなどに起こりやすいといわれています。**一時的な単純便秘**であることが多く、回復も早いのが特徴です。このタイプの便秘は、便を出しやすくすると同時に、カラダに溜まった余分な熱を取り除くことが大切です。

おすすめの漢方薬

熱だまり便秘に
調胃承気湯《ちょういじょうきとう》
体力中等度で、便秘や便秘に伴う頭重・のぼせ・湿疹・皮膚炎・吹き出物(にきび)・食欲不振(食欲減退)・腹部膨満・腸内異常発酵・痔《じ》などの症状を改善します。

痔を伴う便秘のサポートに
乙字湯《おつじとう》
痔もあわせ持つ便秘に。穏やかな排便作用と同時に余分な熱を取り除き、肛門の緊張をゆるめることで便通を整えます。

2 ストレス便秘

□ 数日間便秘する
□ 便意は催すが便が出ない
□ 抑うつ感がある
□ ため息が多い
□ ゲップがよく出る
□ 上腹部がつかえて苦しい
□ 脇腹に膨満感がある
□ 月経時に胸が張る
□ 悪心・嘔吐がある
□ 喉の違和感・咳払いをよくする

このタイプは漢方でいう“気滞《きたい》”の状態で、臓腑をコントロールする“気”がストレスにより乱され、胃腸の動きや機能に不具合が生じ、スムーズに排便できなくなると漢方では考えられています。このタイプは便秘だけでなく、下痢や、下痢と便秘を繰り返すなど症状も変化しやすいといわれています。一時的なこともありますが、慢性的なストレスがある場合、便秘も慢性化することが多く、ビクビク痙攣《けいれん》便秘に発展することも少なくありません。下剤を使うことで腹痛や下痢を引き起こすこともあるため、注意が必要です。

おすすめの漢方薬

便意はあるのに出ない便秘に
桂枝加芍薬湯《けいしかしゃくやくとう》
体力中等度以下で、胃腸が弱く、便秘と下痢を繰り返す方に。

イライラなどのストレスサポートに
加味逍遙散《かみしょうようさん》
便秘がひどくない場合には気滞体質の改善を行うのもおすすめです。女性のホルモンの変動に伴う精神不安やいらだちなどに。

3 コロコロ腸燥便秘《ちょうそうべんぴ》

- ☐ 便が硬く、排便が困難
- ☐ コロコロ便(兎糞便《とふんべん》)
- ☐ お腹の張りや腹痛がある
- ☐ 残便感がある
- ☐ 排便回数が少ない
- ☐ 痩せ型である
- ☐ 喉が乾燥する
- ☐ 顔色にツヤがない
- ☐ 不安感や焦燥感が強い
- ☐ 頭のふらつきやめまいがある

腸内の潤いが少ないために便秘になるタイプです。漢方でいう"血虚《けっきょ》"の状態で、カラダに栄養や潤いをもたらす"血"が少ないため、腸が乾燥して便が硬くなり排便が困難になると漢方では考えられています。コロコロした兎糞便が特徴で高齢者や痩せ型の人に多く、特に女性に多いといわれています。

おすすめの漢方薬

腸燥便秘に

麻子仁丸《ましにんがん》

麻子仁丸は排便作用によって便を出しやすくするだけでなく、**腸に潤いを補う**ことで便を軟らかくし、無理なくスムーズな排便ができるように導きます。体力中等度以下で、便が硬くスムーズに排便できない人の便秘や便秘に伴う頭重・のぼせ・湿疹・皮膚炎・吹き出物(にきび)・食欲不振(食欲減退)・腹部膨満・腸内異常発酵・痔などの症状の緩和に効果を発揮します。

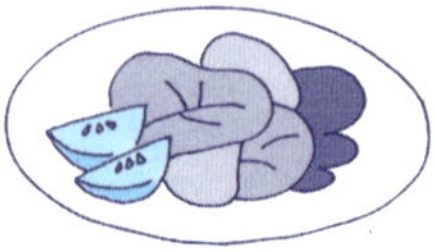

4 ビクビク痙攣便秘

- ☐ 便が細いまたはコロコロ便(兎糞便)
- ☐ 排便が困難
- ☐ 努力しても少量しか出ない
  (一回の排便量が少ない)
- ☐ 残便感が強い
- ☐ 排便回数が多い
- ☐ お腹の張りや膨満感がある
- ☐ しばしば腹痛がある(特に左下腹部)
- ☐ 痛みは痙攣性で波がある
- ☐ ガスが出ると痛みや膨満感が楽になる
- ☐ 便意や腹痛は食後に起こることが多い

このタイプは、腸(下行結腸からS字状結腸にかけて)が痙攣することで排便しにくくなり、便秘が起こるといわれています。漢方でいう"気滞《きたい》"体質で、心因性のことが多く、ストレス便秘から発展するケースも多く見られます。このタイプは下剤を使うことで腹痛や下痢を引き起こすこともあるため、注意が必要です。

おすすめの漢方薬

痙攣便秘に

桂枝加芍薬湯《けいしかしゃくやくとう》

「気」「血」のバランスを整え、腸の動きを整えることで正常な便通へと導きます。

精神不安などの心因性のココロのサポートに

加味逍遙散《かみしょうようさん》

便秘がひどくない場合には気滞体質の改善を行うのもおすすめです。女性のホルモンの変動に伴う精神不安やいらだちなどを改善します。

5 お疲れ胃腸便秘

- □ 大便が硬いまたは軟便
- □ 数日間便秘する
- □ 数日間排便がないのに腹部に苦痛がない
- □ ときには便意があるが努力しても出ない
- □ 排便時に汗が出て息切れする
- □ 排便後に極度の疲労脱力感がある
- □ 疲れやすい・倦怠感が強い
- □ 物をいうのがおっくう
- □ 声に力がない
- □ 脱肛や胃下垂である

胃腸が弱ると、胃腸の動きも弱くなりうまく排便できなくなります。このタイプは漢方でいう“気虚《ききょ》”の状態で、カラダのエネルギーである“気”が少ないため胃腸の力がなく、腸の運動や緊張が低下するため、便を排出することができず長期間便が停滞し、便秘になりやすくなると漢方では考えられています。便秘は慢性的なことが多く、下剤を使うと腹痛や下痢、脱力感などが起こることもあり、小さい頃から長年にわたって悩んでいることも少なくありません。

おすすめの漢方薬

なかなか出ない便通サポートに

補中益気湯《ほちゅうえっきとう》

気を補うことで胃腸を始めとした全身の機能を高めて、カラダに元気を付けます。

※補中益気湯は、上記の便秘になりやすい体質を整えるものであり、便秘を改善するものではありません。

6 冷え便秘

- □ 便秘である
- □ 顔色が青黒い
- □ 手足が冷える
- □ 寒がりである
- □ 温暖を好み寒冷を嫌う
- □ 尿量が多く、尿の色が薄い
- □ 夜中にトイレによく行く
- □ 排尿後に尿が漏れる

カラダの冷えが原因で便秘になっているタイプです。腸が冷えると腸の動きが悪くなり排便がうまくいかなくなるため、便秘になりやすいと考えられています。虚弱な高齢者によく見られ、漢方ではカラダが弱ることでカラダを温める力も弱くなると考えられています。お疲れ胃腸便秘から発展することも多く、尿のトラブルを併発しやすいのも特徴です。

おすすめの漢方薬

冷えやカラダの機能低下に

八味地黄丸《はちみじおうがん》

カラダを温め、カラダ全体の機能低下を改善する効果がある漢方薬です。冷え体質を整えることで、胃腸の動きをサポートします。

※八味地黄丸は、上記の便秘になりやすい体質を整えるものであり、便秘を改善するものではありません。

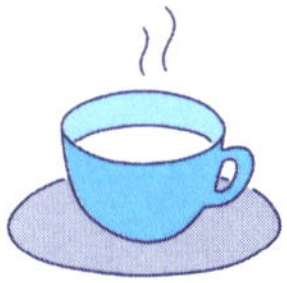

Winter 冬

腸の乾燥によるコロコロ便（腸燥便秘《ちょうそうべんぴ》）は腸を潤して軟らかく改善！

「**腸燥便秘**」とは腸が乾燥して起こる便秘のことです。腸内が乾燥すると、便が乾燥し、硬くコロコロした便になりやすいといわれています。便が硬いため排便しにくく、いきまないと出なくなります。また、無理矢理いきむと肛門が切れ、出血することもあり、便秘だけでなく、切れ痔などにも発展しやすく注意が必要です。漢方では、腸燥便秘は女性や高齢者、虚弱体質の人に特に多いといわれています。その理由は体質にあります。**漢方では「陰虚」体質と「血虚」体質では、腸が乾燥しやすく、腸燥便秘になりやすい傾向があると考えられています。**「陰虚」体質とはカラダの水分が不足している体質でカラダ全体が乾燥しやすく、腸に必要な水分が供給されにくいため、腸が乾燥し、腸燥便秘になりやすいといわれています。また「血虚」体質とはカラダに必要な栄養が不足している体質で、腸の潤いに必要な成分を作り出すための栄養が不足するため、腸が乾燥します。

あなたは腸燥体質!?　漢方流“腸燥便秘度”チェック

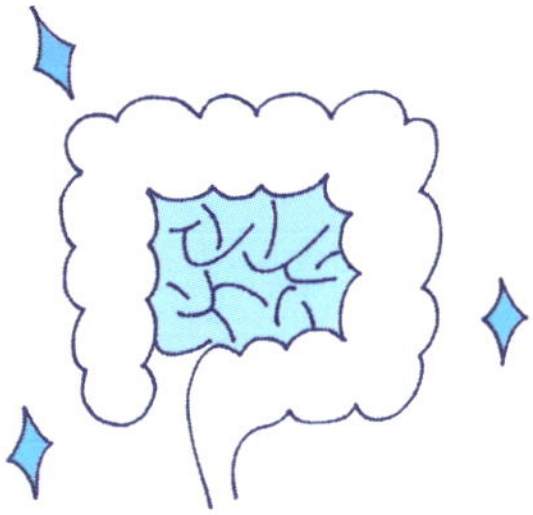

- □ 便が乾燥している
- □ うさぎの糞のようなコロコロ便
- □ 排便しにくい
- □ お腹が張る・腹痛がある
- □ 残便感がある
- □ 皮膚が乾燥しやすい
- □ 目が乾燥しやすい・ドライアイ
- □ 口が乾燥しやすい・ドライマウス
- □ 痩せている

この2つの体質では、腸だけでなく、全身の他の部分も乾燥しやすく、肌の乾燥や目の乾燥、鼻の乾燥、口の乾燥なども同時に起こりやすくなると漢方では考えられています。便秘の改善といえば、下剤など便を出しやすくする薬がよく使われますが、腸燥便秘はそれだけでは改善しません。コロコロ便になっている**根本原因である腸の乾燥をしっかり改善することがとても大切なのです。**

例えば、**水分補給も腸の潤いには欠かせません。また油の極端な摂取制限も問題です。**漢方では適度な油はカラダの潤いをサポートすると考えています。おすすめしたいのが〝ナッツ類やごまなどの種実類〟です。アーモンド、松の実、落花生、黒ごま、白ごまなどの種実類には適度な油が含まれ、カラダの潤いをサポートすると漢方では考えられています。

そして、おすすめなのが「**麻《ま》子《し》仁《にん》丸《がん》**」という漢方薬です。麻子仁丸は腸を刺激して便を出しやすくするだけでなく、同時に腸を潤すことで、便を軟らかくし便秘を改善します。さらに、便秘に伴う頭重・のぼせ・湿疹・皮膚炎・吹き出物（にきび）など、便秘に伴う痔の症状を緩和するなど、便秘からくる諸症状にも幅広く対応します。

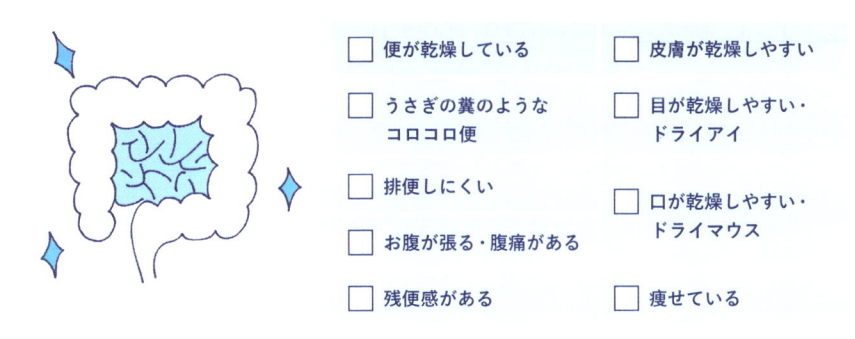

Winter

冬

「末端冷え症」から「冷えのぼせ」まで。万病のもと＝冷え症を改善する漢方薬

近年、年齢や性別を問わず問題となっているのが「低体温化」。平熱が下がるとカラダがより冷えやすくなり、体調にも影響をもたらします。漢方では冷え症が、「気」や「血」の巡りを滞らせ、カラダ全体のバランスを崩すことにより、〝万病のもと〟になると考えます。冷える部位や体質によって、ケアの方法は変わってきます。

ほてりも下半身の冷えもある「冷えのぼせ」

上半身は汗をかきやすかったり、ほてったりするのに、下半身は冷えている。そんなタイプは、更年期や自律神経の乱れが原因のひとつとして考えられます。溜まったストレスの解消を心がけ、リラックスできる時間を作りましょう。

手足のみが冷える「末端冷え症」

カラダの栄養のもととなる「血」が不足していたり、巡りが悪くなっていたりするタイプ。気温が下がってくると、手足が冷たくなる傾向があります。日頃から

冷えを解消する生活習慣も大切

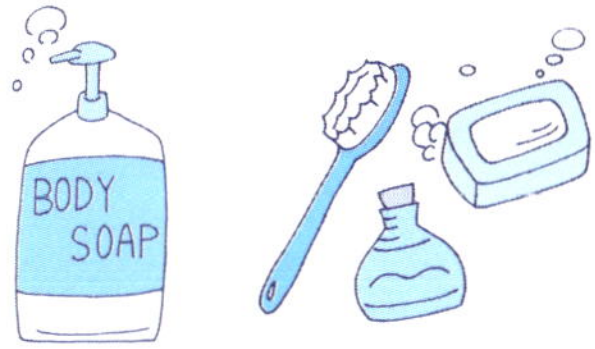

カラダを温める食材を食べる
カラダを温める「熱性」や「温性」の食べ物は、冷え症におすすめの食材。生姜やねぎ、ニラ、にんにく、鶏肉、かぼちゃなど。

軽めの運動をする
ウォーキングやヨガなど、深い呼吸をしながら軽くカラダを動かす運動は、血流を促し、カラダを適度に温めます。

入浴
入浴には、湯船につかることで全身に水圧をかけ、温めながら血の巡りを促すという大切な役割があります。入浴の際は、熱くしすぎない温度設定がおすすめです。

ラダを温める習慣を意識し、軽めの運動を取り入れましょう。

全身が冷える「エネルギー不足」
カラダを温める「気」が不足している可能性があります。中には胃腸が弱っている方も。タンパク質やミネラルが豊富な食事をしっかりと食べ、栄養補給を心がけましょう。過度なダイエットは気を消耗するので控えることをおすすめします。

漢方薬の中にも、冷え症の改善に効果が期待できるものがあります。

● のぼせと下半身の冷えが両方ある
桂枝茯苓丸《けいしぶくりょうがん》…滞った「血《けつ》」の巡りを良くすることで、のぼせや足冷えなどを感じる方の月経トラブル、血の道症などを改善する作用のある漢方薬。

● 手足が冷える末端冷え症に
当帰四逆加呉茱萸生姜湯《とうきしぎゃくかごしゅゆしょうきょうとう》…カラダを温めることで熱を作り出す働きを手助けする漢方薬。

● 手足が冷えるエネルギー不足のときに
人参養栄湯《にんじんようえいとう》…体力が低下し、疲れや食欲不振を感じている方に。

Winter 冬

冬に起きやすい腰痛を予防するには3首を温め、「腎」の働きを高めよう！

漢方では、腰痛は五臓の「腎」と関係が深いと考え、腎は人体の生命活動に必要なものだと考えています。五臓の腎は、人間の成長と大きく関係しています。腎が不足すると、白髪・耳が聞こえにくい・足腰の衰えなどの老化現象が起こりやすくなります。特に冬は腎に負担をかけるため、腎が弱りやすい季節です。漢方でいう腎には**成長・発育、生殖、骨をつかさどる、カラダの体液のバランスを維持する**などの働きがあります。そのため、腎が不足すると、腰がだるい、骨がもろくなるなどの症状が起こります。冬の腰痛の予防のために以下のことに注意しましょう。

首・腰・足首などの冷えに注意する

冷えや湿気は、腰痛を起こす原因に。首・手首・足首の3つの首には血流の多い血管が集まっているため、温めると全身の血液の流れが良くなります。また、冷えを緩和するために、腰のあたりは腹巻きやカイロで温めましょう。

腰痛が起こりやすい方におすすめの食材は

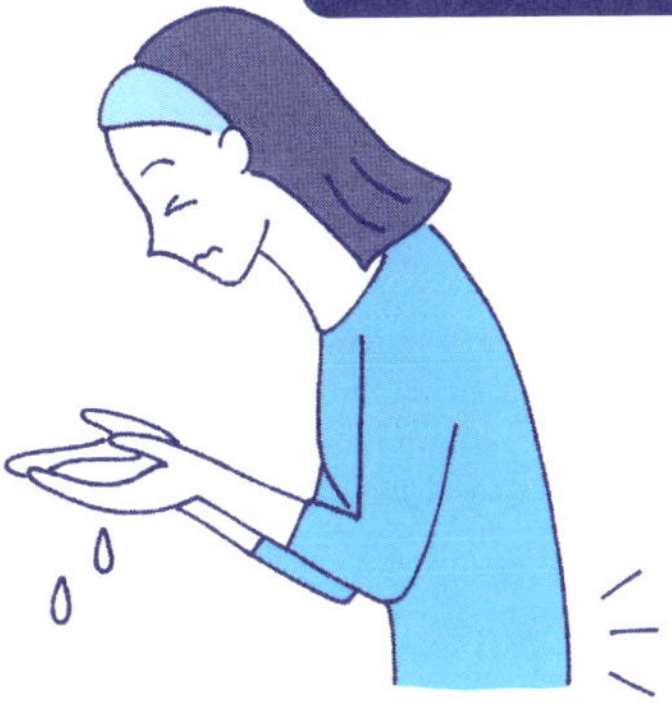

ストレスが溜まっている（気滞）
玉ねぎ・らっきょう・春菊、みかん・ゆずなど柑橘系のものなど。

カラダの血が滞っている（瘀血）
れんこん・チンゲン菜・くわい・桃やりんご、ぶどうなど。

カラダが冷えている（寒邪）
生姜・にんにく・シナモン・お酢や日本酒などのお酒など。

湿気の多い日や雨の日（水滞）
とうもろこし・小豆・黒豆など。

腎の働きを高める食材を摂る

「黒い食材」は、冷えを改善し、血流を促して、カラダを温めるとされています。黒きくらげ・黒豆・海藻類・黒糖など。また、生命エネルギーを高める根菜類や、気を補う食材の山芋・牛肉・羊肉など。

エネルギーを蓄える

冬に無理なダイエットをしたり、運動を始めたりすることはあまり良くありません。カラダに負担のかかる行動は控えましょう。

夜は早く寝て、日が昇る頃に起きる

冬は他の季節に比べてカラダを休めることが大切だと考えられています。

漢方薬は、自分の体質や腰痛が起きた原因によって選ぶことが大切です。

● **八《はち》味《み》地《じ》黄《おう》丸《がん》**…胃の働きが弱くなる高齢者の方によく使われます。足腰などの痛みやしびれの改善に作用する薬で、下半身の痛みや排尿トラブルなどがある方に。また、胃腸の弱い方には注意が必要です。

● **牛《ご》車《しゃ》腎《じん》気《き》丸《がん》**…八味地黄丸に2つの生薬を加えたものが牛車腎気丸です。尿量減少、むくみが強いようであれば牛車腎気丸のほうがおすすめです。こちらも、胃腸が弱い方には注意が必要です。

Winter

冬

冬太りを解消！ 自分の体質を知って、漢方の知恵で健康的にキレイに

40代になると痩せにくく、太りやすいと感じる方は多いですよね。太りやすくなる原因は、食べすぎ、不規則な食生活、運動不足、ホルモンバランスの乱れなどがあります。中には、食事の量は少ないのに全然痩せないと悩んでいる方もいるかもしれません。年齢とともに痩せにくくなるのは、基礎代謝量が減るからです。女性の場合、40歳を過ぎるとホルモンバランスが不安定になるのも理由のひとつです。

漢方で考える痩せる方法とは、自分のカラダの調子を整えることです。まずは、自分の体質を調べ、何が原因で太ってしまったのかを考えていきましょう。

漢方で考える肥満の原因には「気滞」「瘀血」「水滞」などがあります。漢方には、気血水という考えがあり、「気」はエネルギー、「血」は栄養、「水」は血液以外の水分をあらわしています。

気血水のバランスが悪くなると、病気になったり、痩せにくくなったりすると考えています。

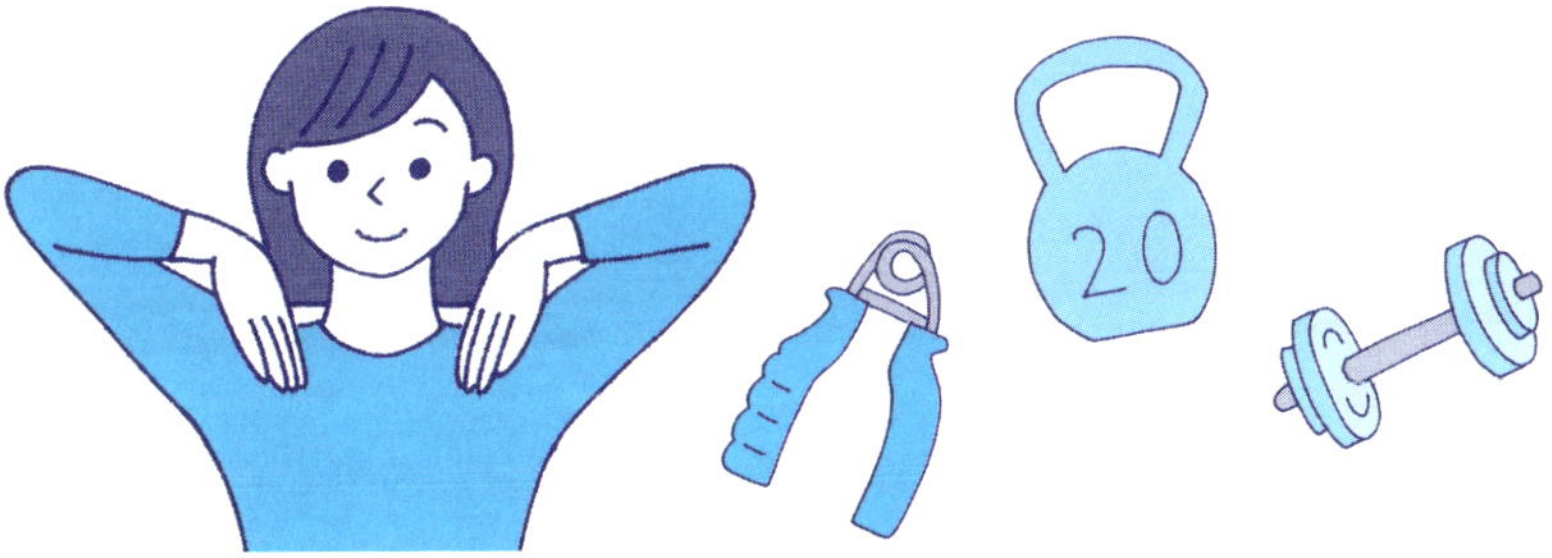

「気滞」タイプ

ストレスなどでカラダの中の「気」が滞っている状態です。

●イライラする　●気分が不安定になる　●お腹が張りやすい

気滞の体質の方は、カラダに「気」を巡らし、ストレスが原因で起こる食欲を減らすことが大切です。ジョギングやヨガなどはストレスを発散させてくれます。

「瘀血」タイプ

カラダの中の「血」の巡りが滞っている状態です。

●お腹まわりが太りやすくなる　●肩こりや腰痛などが起こる

●冷えやのぼせが起こる

瘀血の体質の方は、カラダの「血」の巡りを良くし、栄養をいきわたらせることが大切です。ウォーキングやストレッチなどは「血」の巡りを良くしてくれます。

「水滞」タイプ

カラダの中の「水」の巡りが滞っている状態です。

●カラダが重くむくみやすい　●胃腸の調子が悪くなる

●雨の日に調子が悪くなる

水滞の体質の方はカラダの中の水分を発散し、脾の機能を整えることが大切です。ウォーキングやお風呂などで汗をかくとカラダの余分な水を出してくれます。

また、漢方では、痩せやすいカラダを作るために、自分の体質に合った食材や食事法を知ることが大切だと考えています。

「気滞」タイプ

ストレスなどで「気」が停滞している方は、柑橘系の果物や香味野菜がおすすめです。ストレスを感じたときは、**みかん・レモン・グレープフルーツ**などを食べましょう。お風呂に入れるのもおすすめです。**しそやニラなどの香味野菜**も利用しましょう。ハーブ類では、**ミント**もおすすめです。

「瘀血」タイプ

カラダの中の「血」が滞っている方は、**ニラ・生姜・にんにくなどの野菜**がおすすめです。カラダの中の「血」の巡りを良くしてくれます。**日本酒など少量のお酒**はカラダを温めてくれます。ハーブティーに使われる**玫瑰花《まいかいか》（バラの蕾《つぼみ》を乾燥させたお茶）**も「血」の巡りをサポートしてくれます。

「水滞」タイプ

カラダの中に「水」が滞っている方は、**小豆・黒豆などの豆類やハトムギなど**がカラダの中の余分な「水」を出してくれます。**豆類を使ったお茶**もおすすめです。**きゅうり・冬瓜などのウリ科の野菜**も水分を出してくれます。水、甘いもの、脂っこいものの摂りすぎには注意しましょう。

痩せにくいと感じるときにおすすめの漢方薬

漢方薬で肥満症改善の効能があり、カラダの調子を整える方法もあります。代表的なものはこちらです。

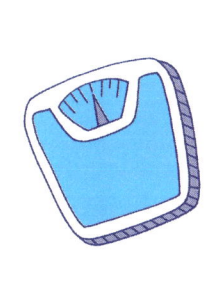

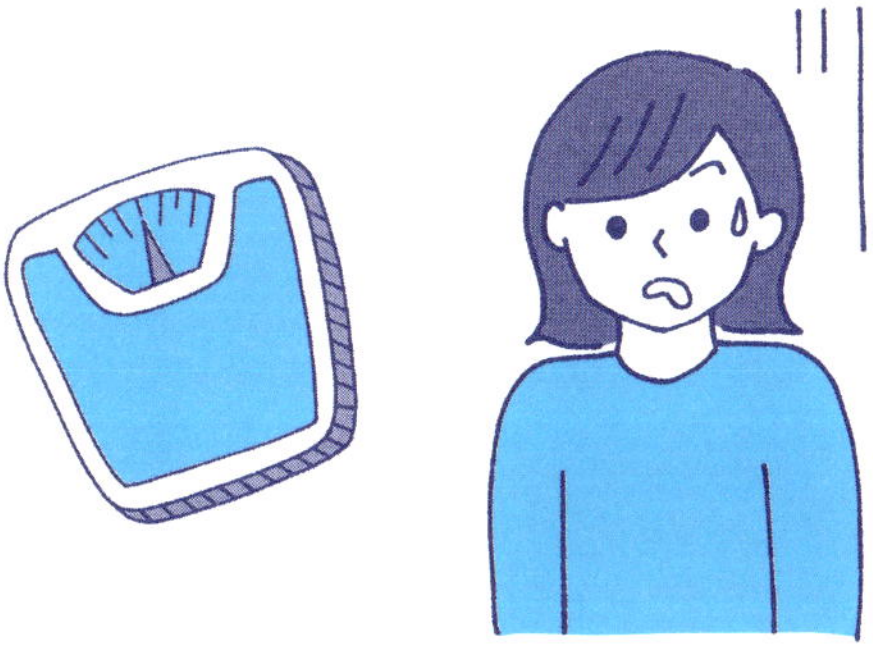

防風通聖散《ぼうふうつうしょうさん》

体力が充実していてお腹の皮下脂肪が多く、便秘がちな人に効果的な漢方薬です。高血圧や肥満に伴う肩こり・のぼせ・むくみ・便秘、吹き出物などの改善に利用されます。カラダの中に熱がこもることによる便秘の軽減にも適しています。

大柴胡湯《だいさいことう》

みぞおちから脇の両側にかけて苦しく、便秘がちな人に効果的な漢方薬です。高血圧や肥満に伴う肩こり・頭痛・便秘などの改善に利用されます。体力が充実した人に用いられます。

防已黄耆湯《ぼういおうぎとう》

体力中等度以下で疲れやすく、汗をかきやすい傾向がある人に効果的な漢方薬です。カラダの中の余分な水の排出を促します。カラダのむくみ、肥満に伴う関節の腫れや痛みの軽減にも用いられます。

くわしい情報はこちら!

痩せにくい40代のあなたの原因はどの体質タイプか見ていきましょう。「**60秒の体質自己診断**」では、質問に答えるだけであなたの体質タイプがわかります。

女性に特有のトラブル

「血《ち》の道症《みちしょう》」を漢方で改善

漢方では昔から、女性ホルモンのバランスが変動することで見られるさまざまな女性特有のトラブルを「血《ち》の道症《みちしょう》」と呼んで重要視してきました。

「血の道症」の原因はいったい何なのでしょうか。漢方では、「気」と「血」が深く関わっていると考えています。

まずは女性ホルモンのバランスの問題です。女性ホルモンは女性特有のホルモンで、卵胞ホルモン（エストロゲン）と黄体ホルモン（プロゲステロン）の2つからなり、この2つの絶妙なバランスが女性のカラダを調整し支えています。

漢方では2つの女性ホルモンのバランスは、カラダの機能のすべてをコントロールする「気」が調整していると考えています。そのため、「気」にトラブルが生じると、2つの女性ホルモンのバランスがうまく保てず、崩れやすくなってしまうのです。そのことが血の道症を引き起こす大きな原因となります。

また女性ホルモンの量の問題も重要です。漢方では女性ホルモンは、カラダの栄養素である「血」を原料にして作られていると考えています。そのため、「血」の量が不足したり、巡りが悪くなり質が悪くなるとホルモンの量や質にも大きく悪影響を与え、ホルモンバランスが崩れやすくなります。このことも血の道症を引き起こす大きな原因と考えられています。そのため、漢方では「血の道症」を予防・改善するためには、この「血」と「気」を正常な状態に整えることがとても大切だと考えています。代表的な漢方薬が「加味逍遙散《かみしょうようさん》」と「桂枝茯苓丸《けいしぶくりょうがん》」です。

加味逍遙散は、昔から女性特有の血の

道症に使われてきた代表的な漢方薬です。特に、イライラしたり怒りっぽいなど気分の変動が多く、いろいろな症状を訴える不定愁訴《ふていしゅうそ》の多いタイプにおすすめの漢方薬です。のぼせ感があり、肩がこり、疲れやすく、精神不安やいらだちなどの精神神経症状、ときに便秘がある人の血の道症、冷え症、虚弱体質、月経不順、月経困難、更年期障害、不眠症に効果を発揮します。

桂枝茯苓丸は加味逍遙散と並んで、昔から血の道症を中心に婦人科系のお悩みの改善に不可欠な漢方薬で、血の巡りが滞っている瘀血体質を改善する処方です。桂枝茯苓丸は、血の滞りを解消し巡りを良くすることで、全身の気血の流れを改善します。それにより、下腹部痛や肩こり、頭重、めまい、のぼせて足が冷えるなどの症状を訴える人の血の道症、月経不順、月経異常、月経痛、更年期障害、頭重、打ち身（打撲症）、しもやけ、シミ、湿疹・皮膚炎、にきびの軽減に効果を発揮します。

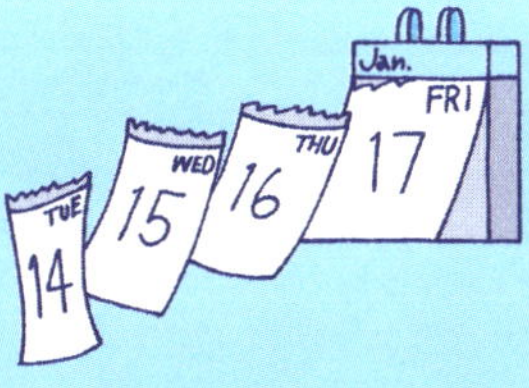

漢方では、「血」の量が少ない体質を『血虚《けっきょ》』、巡りが滞っている体質を『瘀血《おけつ》』、「気」の量が少ない体質を『気虚《ききょ》』、巡りが滞っている体質を『気滞《きたい》』と呼んでいて、それぞれ血の道症を引き起こす大きな原因だと考えています。

女性の「のぼせ」を漢方流に徹底分析！

のぼせの対処法とおすすめ漢方薬

のぼせを引き起こす体質にはさまざまなタイプがあります。４つの原因とおすすめの漢方薬をご紹介します。

【のぼせの原因1】イライラの「ストレス」

●イライラしやすい　●眠りが浅い　●口が苦い

気はカラダのエネルギーであり熱の根源でもあり、気の巡りが悪くなると気は停滞しやすくなり、停滞した気に余分な熱が集まりやすくなると漢方では考えます。のぼせだけでなく、顔の赤み、イライラ、怒りっぽいなどの精神不安症状や、眠りが浅い、口が苦い、脇部が痛むなどの症状が同時に出やすいのもこのタイプの特徴だといわれています。

【のぼせの原因2】加齢による「カラダの衰え」

●手のひらや足の裏がほてる　●口や喉が渇く　●腰や膝がだるい

カラダの〝陰〟の代表が〝腎陰〟です。腎陰とはすべての陰の基本とされ、成長発育・生殖に不可欠だと漢方では考えられています。腎陰は生きるために常に使われると同時に、毎日の食事や呼吸によって作られる「気血」によって補充されます。しかし、加齢とともに腎が衰えると腎陰も少なくなり成長発育ができなくなります。これを漢方では腎虚《じんきょ》と呼んでいます。腎陰が少なくなるとカラダを冷やす「陰」が少なくなり、相対的にカラダに熱がこもりやすくなります。そのため、慢性的な「のぼせ」が起こりやすくなり、このような状態を「腎陰虚《じんいんきょ》」と呼んでいます。

【のぼせの原因3】
ホルモンバランスの「更年期」

- 突然、のぼせを感じる
- のぼせと同時に発汗する
- 手足が冷える

更年期の代表的な症状に「ホットフラッシュ」がありますが、これもホルモンの変化によって起こりやすい「のぼせ」のひとつです。漢方では、更年期の症状には加齢による腎陰虚に加えて、女性にとってとても重要な「衝脈《しょうみゃく》」と「任脈《にんみゃく》」の不調が関係していると考えています。衝脈と任脈はカラダを巡る経脈のひとつです。

衝脈は十二経脈の気血の調節をすると同時に月経の調整、そして任脈は陰経の調節をするとともに月経を調整し妊娠・胎児の発育をコントロールするなど、月経に深く関係しています。28歳をピークに、加齢とともに徐々に腎の衰えが進行し、腎陰が不足すると、衝脈・任脈の気血も不足し、次第に生理が乱れ、最終的に閉経へ向かいます。

このことは生理的な現象で問題ありませんが、衝脈や任脈が失調すると、月経周期の異常や更年期障害などトラブルが起こりやすくなると漢方では考えられています。

【のぼせの原因4】
血流の滞り「冷えのぼせ」

- 冷えのぼせ　●肩がこる
- 生理痛・月経異常

足は冷えているのに上半身がのぼせる、お風呂に入るとすぐにのぼせるが、下半身は冷えている、暖房の効いた部屋にいるとのぼせて気分が悪くなる。そんなタイプに多いのが血行不良による「のぼせ」です。漢方では血の巡りが悪く滞った状態を「瘀血《おけつ》」と呼んでいます。このタイプではのぼせと同時に下半身の冷えを感じる「冷えのぼせ」が特徴で、同時に肩こりや頭痛、生理痛などの婦人科系疾患、下肢静脈瘤《りゅう》などのトラブルも起こりやすいと漢方では考えられています。のぼせをしっかり改善するためには根本原因となる体質を改善することが何よりも大切です。体質の改善におすすめなのが漢方薬です。

「更年期」・「カラダの衰え」タイプに
知柏地黄丸《ちばくじおうがん》

不足した腎陰を補うことで弱った腎を強化し、同時に陰虚により相対的に生じた熱を冷ますことで、ほてりやのぼせを改善します。腎の弱りやすい加齢タイプに特におすすめです。「更年期タイプののぼせ」にも対応でき、腎の働きも良くなることで、排尿困難、頻尿、むくみなどにも効果があります。

「カラダの衰え」・「更年期」タイプに
七物降下湯《しちもつこうかとう》

もともと高血圧の随伴症状の改善を目的に作られた処方で、高血圧に伴うのぼせや肩こり、耳鳴りや頭重などの改善に効果を発揮します。

「ストレス」・「更年期」タイプに
加味逍遙散《かみしょうようさん》

のぼせやイライラだけでなく、肩こりや、疲労感、便秘などがある人の冷え症や虚弱体質、月経不順、月経困難、更年期障害、血の道症、不眠症の改善に幅広く効果があり、女性の強い味方になってくれる漢方薬です。

「冷えのぼせ」タイプにおすすめ！

桂《けい》枝《し》茯苓《ぶくりょう》丸《がん》

滞った「血《けつ》」の巡りを良くする代表的な処方です。のぼせると同時に足が冷える、肩がこる、頭重やめまいがある、下腹部が痛むという人の月経不順、月経異常、月経痛、更年期障害、血の道症、打ち身（打撲症）、しもやけを改善します。また、シミ、湿疹・皮膚炎、にきびといった女性の肌トラブルの改善にも幅広く効果を発揮します。

“のぼせ”とは頭や顔などに“異常な熱感”を感じることをいいます。熱感だけでなく、頭がぼーっとしたり、頭痛、顔面の紅潮、カラダのほてり、発汗、鼻血などの出血、動悸など、複数の症状を伴うこともあります。

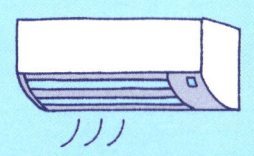

“のぼせ”は大きく2つのケースに分けられます。ひとつ目は、**“暑いからのぼせる”**ケース。炎天下やお風呂、暖房など外から一時的に大量の熱が伝わると、カラダに過剰な熱がこもり、のぼせやすくなります。2つ目は、**“暑くもないのにのぼせる”**ケースです。原因は、実はカラダの内側、つまり「体質」によって異なると漢方では考えられています。

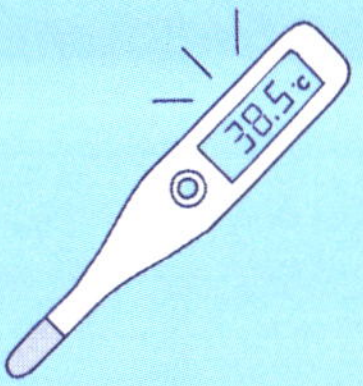

更年期において女性ホルモンのバランスが乱れることが、のぼせの原因となることがあります。特にエストロゲンの減少が、自律神経の調節に影響を与え、体温調節機能を乱します。このことが、血管の拡張と収縮に関与し、体内の血液循環を乱し、のぼせを引き起こす要因となります。

のぼせの症状は、体内の熱の調節に関わることが多く、熱中症やかぜの症状とも似ています。しかし、その根本的な原因は、女性ホルモンの変化にあります。したがって、漢方薬などを通じて、女性ホルモンのバランスを整え、自律神経の調節機能をサポートすることが、のぼせ対策のひとつとして考えられます。

監修：クラシエ薬品株式会社

人間のカラダのトータルバランスを重視した医療として近年注目を浴びている漢方薬を中心に、医療用医薬品から一般用医薬品まで健康を総合的に守るための医薬品を自社一貫体制の下で幅広く提供する。OTC（Over The Counter）と呼ばれる薬局・薬店向けの漢方薬シェアはNo.1。漢方の情報ポータルサイト「カンポフルライフ」では、漢方の考え方をベースにした、美や健康に役立つコンテンツをカラダ・ココロ・キレイ・食べる・楽しむの5つのテーマで発信し、人々のすこやかで美しい日々を総合的にサポートする。

［カンポフルライフ］

https://www.kracie.co.jp/kampo/kampofullife

ブックデザイン　中野由貴（MACARONI DESIGN STUDIO）
イラスト　TAKUMI
編集協力　クラシエ薬品株式会社
構成・編集　中村美帆、印田友紀（smile editors）
企画　田中早紀

クラシエさん、教えてください！
体と心を整えるすこやか漢方・薬膳生活

2025年3月15日　第1刷発行

監　修　クラシエ薬品株式会社
発行人　関川 誠
発行所　株式会社宝島社
〒102-8388
東京都千代田区一番町25番地
03-3234-4621（営業）
03-3239-0646（編集）
https://tkj.jp
印刷・製本　サンケイ総合印刷株式会社

Printed in Japan

ISBN 978-4-299-06428-8